零起点舌诊入门

Tongue Diagnosis

杨力———编著

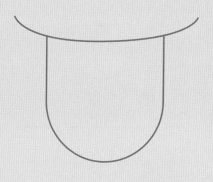

中国轻工业出版社

图书在版编目（CIP）数据

零起点舌诊入门 / 杨力编著. — 北京：中国轻工业
出版社，2024.6

ISBN 978-7-5184-2338-5

Ⅰ.①零… Ⅱ.①杨… Ⅲ.①舌诊 Ⅳ.① R241.25

中国版本图书馆 CIP 数据核字（2021）第 054543 号

责任编辑：付　佳　　责任终审：劳国强　　设计制作：锋尚设计
责任校对：朱燕春　　责任监印：张京华

出版发行：中国轻工业出版社（北京鲁谷东街5号，邮编：100040）
印　　刷：北京博海升彩色印刷有限公司
经　　销：各地新华书店
版　　次：2024年6月第1版第4次印刷
开　　本：720×1000　1/16　印张：10.5
字　　数：200千字
书　　号：ISBN 978-7-5184-2338-5　定价：49.80元
邮购电话：010-85119873
发行电话：010-85119832　010-85119912
网　　址：http://www.chlip.com.cn
Email：club@chlip.com.cn

目录

第三章 看舌七十二变，舌头的密码要看懂

第五章　舌头上有张"疾病图谱"，通过舌象看健康

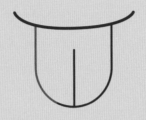

第一章

懂得看舌象，是学舌诊的开始

在中医看来，舌头是人体健康的一扇窗户，无论外形还是颜色，都透露着身体的健康状况。学习中医传承千年的舌诊方法，要从学习看舌象开始。

第一节　认识自己的舌头

舌，俗称舌头，是口腔底部向口腔内突起的器官，由黏膜和舌肌组成，附着于口腔底部、下颌骨、舌骨。主要功能是感受味觉，搅拌食物，协助吞咽，辅助发音。

舌的形状和结构

舌头是一个扁平而长形的肌性器官，位于口腔之中，根部附着于口腔的底部，前部游离于口腔内，运转非常灵活。当处于安静状态时，舌体常呈现为扁平状。表面覆盖黏膜，分为上、下两个面。上面中医称为舌面，下面称为舌底。

舌面

先看舌面，按部位可分为舌根、舌中、舌尖和舌边四部分。舌体的后部称为舌根，表面黏膜有许多小结节状隆起，称为舌扁桃体；舌体的中部，称为舌中；舌体的前端渐细，称为舌尖；舌体的两侧称为舌边。

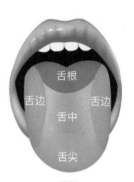

舌面

舌底

舌头上卷，舌尖抵住口腔上腭，露出下面的舌底，可见中央有一条像橡皮筋似的薄条组织，称为舌系带；还可见淡紫色的舌下静脉，称舌底络脉。

舌头继续上卷，舌尖抵住上腭，几秒后会感觉有唾液自然分泌而出。唾液从哪里分泌出来的呢？仔细观察舌系带下端的两侧，会发现各有一个小的圆形隆起，称为舌下阜，其上布有下颌下腺管和舌下腺管的共同开口，那就是唾液的分泌处。舌下有两个重要的穴位：金津穴和玉液穴，也分布在舌底两侧的静脉上，可清泻热邪、生津解渴。

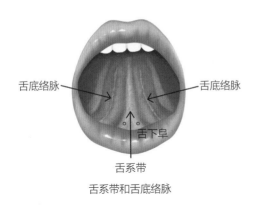

舌系带和舌底络脉

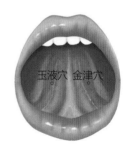

金津穴和玉液穴

> **医师叮咛**
>
> 当舌系带过短时，伸舌会受到限制，舌头不能完全伸出口腔，说话会吐字不清。因此如果3岁的孩子还吐字不清，建议去正规医院检查是否舌系带过短，可做手术进行解决。

舌的组织结构和功能

作为肌性组织，舌头的主体是舌肌，其组织结构可分为黏膜层、固有层和肌层。黏膜层覆于舌头表面，呈淡红色，并且布满了粗细不等的舌乳头。舌头之所以能品尝食物的味道，是因为舌乳头上装有许多微型"摄像头"——味蕾。

舌乳头的类别

仔细观察我们的舌面，会发现上面有许多粗细不等的皱褶突起，称为舌乳头。根据形状和功能的不同，舌乳头可分为轮廓乳头、叶状乳头、菌状乳头和丝状乳头四种。轮廓乳头最大，有7~11个，分布在舌根；叶状乳头位于舌侧缘后部，呈皱襞（bì）状；丝状乳头细而长，呈白色丝绒状，遍布舌体表面；菌状乳头散在于丝状乳头之间，顶端稍膨大而钝圆，肉眼看呈红色点状。

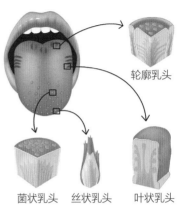

舌乳头的类别

舌乳头的四大类别

分类	形状及特征	作用
丝状乳头	形如软刺的乳白色突起，细长如丝，高0.5~2.5毫米，遮盖舌面约前2/3部位，舌面上数量最多、体积最小的一种乳头	形成舌苔的主体成分，对舌黏膜有一定的保护作用
菌状乳头	上部钝圆，肥大如球，根部细小。数量少于丝状乳头，高0.5~1.5毫米，主要位于舌尖及舌边，分散在丝状乳头之间	菌状乳头的形态、色泽改变是舌质变化的主要因素。该乳头含有味蕾组织和味觉神经的末梢组织，故有味觉功能
轮廓乳头	体积最大、数量最少的舌乳头，直径1~3毫米，高1.0~1.5毫米，数量7~11个，沿界沟呈"V"形排列	味蕾特别敏感，每个轮廓乳头中的味蕾高达250个
叶状乳头	位于舌后部两侧的边缘，是许多互相平行的皱襞，每侧有4~8条，形如叶片而得其名	新生儿的叶状乳头较清晰、明显，成年后人的叶状乳头会逐渐退化，代之以脂肪组织及淋巴组织

舌头的味觉敏感区

味蕾只分布在轮廓乳头、叶状乳头和菌状乳头内，丝状乳头内没有味蕾。而不同的舌乳头或不同部位的味蕾对不同味觉的敏感度也不同，比如舌尖对甜味比较敏感，靠腮两侧对酸味比较敏感，舌尖及舌前侧边缘对咸味比较敏感，舌根对苦味、辣味比较敏感。

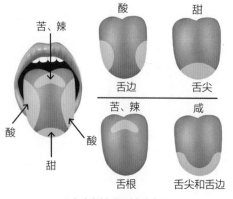

舌头味觉敏感区域分布图

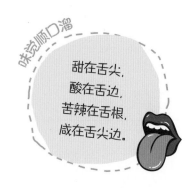

味觉顺口溜

甜在舌尖，
酸在舌边，
苦辣在舌根，
咸在舌尖边。

舌头的功能

舌头是人体中功能最多的一个器官，上面满布的味蕾让人们能品尝到食物的酸甜苦辣，灵活的肌肉不仅有助于人们搅拌和吞咽食物，还有助于人们发出抑扬顿挫的声音。这是舌头的生理功能。

中医认为，舌头不仅具有卓越的生理功能，更是人体健康的一扇窗户，观察舌头的色、质、形态及舌苔变化是中医望诊的重要内容之一，是中医诊断疾病的重要客观指标。

第二节　中医诊病为什么要看舌头

中医诊病为什么要看舌头？中医认为，"舌是脏腑的外候"，也就是说舌头是脏腑的镜子。舌头和心、肺、肝、脾、肾等五脏六腑有着紧密的联系，看舌头就等于看见了人体内脏的健康状况。这就是舌诊，通过对舌质、舌苔、舌底脉络的观察，了解病变的所在，继而辨证论治。

舌质变化由菌状乳头引起

正常情况下，人的舌头颜色淡红、鲜艳、润滑，说明脏腑健康，气血运行顺畅，精血津液充盈。如果舌的颜色发生变化，则说明体内发生了某种病变。舌头的颜色改变可初步探知疾病的性质和病情险恶与否。

舌质变化是由菌状乳头引起的。菌状乳头的毛细血管丰富，所以正常时颜色偏红。菌状乳头内的微血管丛构成情况以及微循环状态的改变，是舌质变化的主要原因。下面用简单图表来看一下舌质变化与菌状乳头的因果关系。

舌质变化与菌状乳头的关系

舌质变化	菌状乳头
淡白舌	微血管充盈不足，舌表面血流量减少所致
红色	血管充盈，表明体内邪热亢盛
芒刺舌	大量丝状乳头向菌状乳头转化，使菌状乳头肿胀充血变红，并突起增高，所以看上去像芒刺

舌苔变化由丝状乳头引起

前面说过，舌质的变化与菌状乳头相关，丝状乳头是舌苔变化的根源。丝状乳头是舌面上最多也是最小的乳头，形如圆锥状的软刺，其浅层上皮细胞不断角化脱落与唾液、食物残渣等共同形成舌苔。所以说，丝状乳头是形成舌苔的主体。

当机体发生病变时，丝状乳头生长与其角化物质的脱落、净化异常，就会形成各种病理舌苔，如白腻苔、厚苔、剥苔等。经过治疗，丝状乳头可再生，恢复正常。

一张图帮你理顺舌头与经络的关系

中医学认为，经络是运行气血、联系脏腑和体表以及全身各部位的通道，是人体功能的调控系统。人体的五脏六腑都直接或间接地通过经络与舌头相连：手少阴心经的分支经过食道两旁时与舌根相连，心气与舌相通，故"心开窍于舌"；足太阴脾经经过食道两旁，与舌头相连接；手少阳三焦经的分支与舌根相连；足少阴肾经沿喉咙直上到舌根两旁；足太阳膀胱经与舌根相联络……

医师叮咛

前面提到过，舌下也有脉络，就是指人们的舌底络脉。正常人舌下两根大络脉仅隐约现于舌下，其颜色为淡紫色，脉络无扩张、紧束、弯曲、增生。当其形色发生变化时，直接反映出机体气血的运行变化。

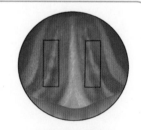

舌下络脉怒张
是气血瘀滞的表现

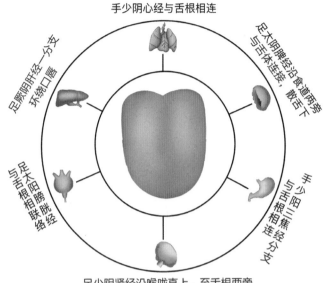

手少阴心经与舌根相连

足太阴脾经沿食道两旁与舌体连接，散舌下

足厥阴肝经一分支环绕口唇

手少阳三焦经分支与舌根相连

足太阳膀胱经与舌根相联络

足少阴肾经沿喉咙直上，至舌根两旁

舌头上的经络图

舌头对应五脏，舌象能反映脏腑病变

舌头与脏腑的对应关系

将舌分为舌尖、舌根、舌两侧、舌中四个区域：舌尖对应心、肺，舌边对应肝、胆，舌中对应脾、胃，舌根对应肾。即舌尖多反映心、肺的病变，舌中部多反映脾、胃的病变，舌根部多反映肾的病变，舌两侧多反映肝、胆的病变。

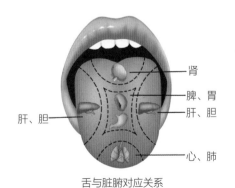

肾

脾、胃

肝、胆

肝、胆

心、肺

舌与脏腑对应关系

舌尖	心、肺
舌边	肝、胆
舌中	脾、胃
舌根	肾

舌头的哪个部位出现了异常，就代表是哪个脏腑有病变发生，并且能从舌头上的"迹象"看出疾病的严重程度。

比如，前面提到过，中医认为"心开窍于舌""舌是心之外候""舌为心之苗"。足少阴心经与舌头相连，心脏的气血通过经脉的流注而上通于舌，以保持舌体的正常色泽、形状和发挥正常的生理功能。另外，中医学认为，心主血脉，而舌的脉络丰富，心血荣于舌，所以人的气血运行情况，可反映在舌头的颜色上。

心脏功能与舌质的关系

心脏功能	舌质
心脏功能正常	红润有光泽，柔软灵活，味觉灵敏，语言流利
心主血脉功能失常	舌色淡白、胖嫩
心火上亢	舌尖红赤
心脉瘀阻	舌质红紫，有瘀点、瘀斑
心主神志，神志功能出现障碍	可能出现卷舌、失语等情况

从舌与脏腑对应关系中可见，舌不仅是心之窍，还通过经脉与五脏六腑皆有密切联系。也就是说，从病理学角度出发，五脏六腑的病变均可显现于舌。所以，舌诊为中医一种独特的诊断方式。当然，这种舌面分候脏腑理论必须结合舌体、舌苔变化以及身体状况综合判断，不是单一标准。

舌与三焦对应关系

若以三焦分区，主要把舌分为三个部分：舌尖、舌中和舌根。舌的前1/3为舌尖，与上焦相应；舌的后1/3为舌根，与下焦相应；舌尖与舌根之间的部分称为舌中，与中焦相应。如右图所示。

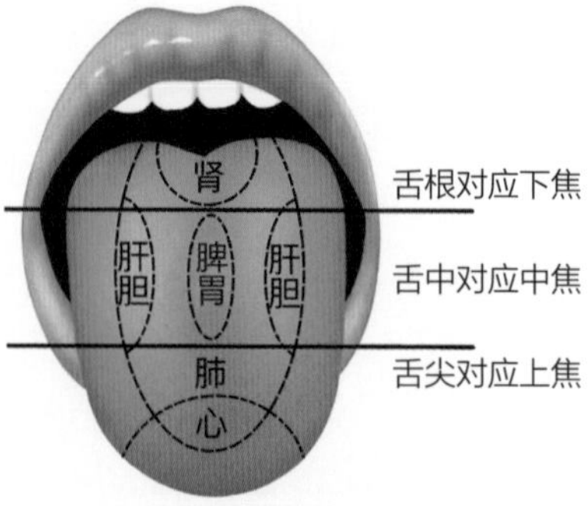

舌的三焦分区法

舌象能反映气血津液的盛衰

舌头是脉络丰富的肌性组织，有赖于气血的濡养和津液的滋润。舌头的形状、颜色与气血的盈亏和运行状态有关，舌苔、舌体的润燥程度与津液多少有关。舌头下面有分泌唾液的唾液腺，中医认为，唾为肾液，涎为脾液，唾液为津液的一部分，其生成、输布离不开脏腑功能，尤其是与肾、脾、胃等脏腑密切相关。所以，通过观察舌头的润燥，可以判断体内气血津液的盛衰情况。

第三节 健康舌象最起码要符合五个条件

舌头是口腔内最灵活的器官，是人体健康的放大镜，是身体健康情况的晴雨表。一旦健康出现问题，舌象很早就会发生变化。那么什么才是健康舌象呢？中医认为，最起码要符合以下五个条件。

1 颜色淡红色或浅红色

一般是淡红色到浅粉红色，如果太淡或者发白，说明体内有寒或者气血不足；如果发红或者鲜红，说明身体有热；如果发暗紫色，说明体内有瘀血。

2 厚度大小适中

舌头的大小适中、柔软适度。舌头太胖大，说明脾虚；如果两侧有齿痕就是脾虚的加强版——脾湿；要是舌头太瘦，说明气郁；要是又瘦又薄，说明气血不足；如果舌头上出现斑点、瘀点，就是体内有瘀血；如果舌乳头明显增大红肿，说明体内有热。

3 舌底络脉隐约可见或看不见

正常情况下舌底络脉隐约可见，或者完全看不出来。但是当身体有瘀滞时，气血循环不畅，舌下就会暴青筋。

4 白色舌苔薄薄地、均匀地附着在舌体表面

正常的舌苔是白色的，舌苔均匀地、薄薄地附着在舌体表面，湿润度适中。但是当身体出现异常情况时，舌苔就会发生变化。比如身体中湿气较重，舌苔就会湿润，黏腻；身体上火比较严重，舌苔就会出现黄色、褐色或者黑色等。

5 舌头的灵活度高

说话流利、声音洪亮的人，舌头的灵活度也非常高。要是你和一个人吵架吵不过，那就赶紧走吧，估计打架也不是他的对手。舌头灵活代表身体健康，反之，当人生病的时候，尤其是患心脑血管病或中风时，舌头就会变得迟钝，甚至有时候会出现控制不住的颤抖。

图解"颜值担当"的健康舌象

世界上没有完全相同的两片叶子，也没有两个完全相同的舌象。有的人舌象呈短胖形，有的人舌象呈瘦长形，有的人舌象呈椭圆形……而且人的体质不同，舌象也会略有不同，但不能就此判断舌象的健康与否。标准的健康舌象很难找到，但根据描述，中医认为的健康舌象应该是：淡红舌、薄白苔。

健康的舌头，多呈淡红色。这是因为舌头为肌性器官，胞质内含有肌红蛋白，肌间结缔组织内含有大量的毛细血管，包括舌面菌状乳头内所含的大量毛细血管。血液运行通畅，其血色可以透过白色透明的舌黏膜面，而呈现淡红色状。

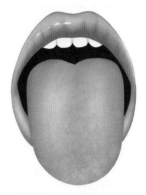

"颜值担当"的健康舌象标准：淡红舌、薄白苔

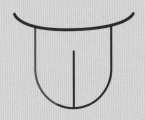

第二章

这么学舌诊，
简易又有效

舌诊，是通过观察舌象来了解人体的生理、病理变化情况的一种中医诊断方法。舌诊非常简便，只要把舌头伸出来，无须借助任何道具，医生就可以通过对舌质、舌苔、舌下络脉的观察，以了解病变的所在，继而辨证论治。简单易学，一学就会。

第一节　抓住舌诊五大要点，轻松就能学会

学习舌诊其实不难，要想获取准确的结果，只要讲究一些方式方法，抓住下面五大技巧，学会舌诊不在话下。

伸舌的方法

伸舌姿势直接影响舌诊的准确性。尤其是在成人舌诊初诊或小儿舌诊时，往往因为患者姿势的不对无法获取到真实的舌象。比如用力过猛会使舌头颜色加深，舌头紧缩或舒展会让舌苔看起来或薄或厚，舌头半伸出口腔外不能看到舌中和舌根部位等。舌诊，最重要的一点就是看到舌头自然状态的情况，伸舌姿势至关重要。

正确的伸舌姿势为，取坐位或是仰卧位，面向自然光线，头略向上抬起，口尽量张大，舌面自然展开呈扁平状伸出口外，使舌体充分暴露，舌尖至舌根皆能看清，以便医生或观者观察。

观察舌象者应正坐或站立于被观察者的对面，观察者的头略高于被观察者，用俯视的方法观察舌象会比较清楚。

进行舌诊时要求被观察者自然放松，切忌紧张或用力，以免舌体紧张、弯曲或变形，否则会使舌苔、舌质发生变化，容易造成误诊、漏诊的情况。同时，伸舌时间不宜太久，避免舌体的颜色发生本质上的变化。

> **医师
> 叮咛**
>
> 患者伸舌时间不宜超过1分钟，如果观察者没有在1分钟内看清舌象，可以让被观察者稍停几分钟再继续观看。

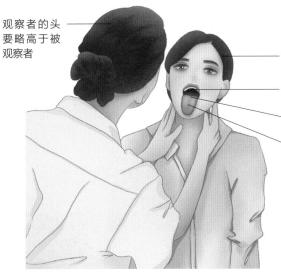

观察者的头要略高于被观察者

取坐位或仰卧位，头略向上抬起

嘴巴尽快张大

舌头一定要充分暴露，舌尖至舌根皆可看清

舌面自然舒张，呈扁平状

自然光下为宜

舌诊的正确姿势

舌诊的顺序

舌诊要遵循一定的顺序进行。伸舌时间过久可使舌质发生变化，所以在观察舌象的过程中，应先察舌质，再察舌苔。从部位上来看，一般是先看舌尖，再看舌中、舌边，最后是舌根。

舌诊的顺序

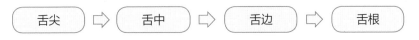

舌尖 ⇨ 舌中 ⇨ 舌边 ⇨ 舌根

察舌质主要从舌的形质、色泽、动态以及舌下络脉等几个部分来仔细观察。察舌苔则主要是观察苔色、苔质以及舌苔分布情况等方面来仔细观察。需要提醒的是，如果被观察者伸舌过久，建议让其休息片刻后再进行观察，以得到真实的舌象。

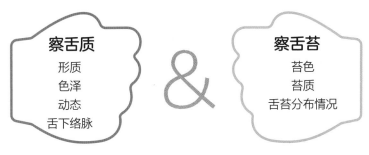

察舌质
形质
色泽
动态
舌下络脉

&

察舌苔
苔色
苔质
舌苔分布情况

望舌底络脉的方法

前面已经讲过，舌底络脉是指位于舌系带两侧纵行的大络脉。张口，将舌尖向上腭方向卷起，使舌下充分暴露。望舌底络脉，主要是观察舌脉的形态、颜色、长短、粗细等。正常人舌下两根大络脉仅隐约现于舌下，其管径小于或等于2.7毫米，长度不超过舌尖至舌下肉阜的3/5，其颜色为淡紫色，脉络无扩张、紧束、弯曲、增生。

舌底络脉的形态可以直接反映出人体气血的运行变化。

舌底络脉	气血情况
络脉细而短，周围小络脉不明显，舌色及舌下黏膜色偏淡	气血不足，脉络不通
络脉青紫，脉形粗胀，弯曲柔软，或周围有结节	气血瘀滞
色青或淡紫，脉形直而紧束者	寒凝血瘀，或阳虚血瘀
舌底瘀丝，颜色青紫，络脉间有紫色瘀点，甚至舌底有明显瘀血	各种血瘀证的早期及瘀证

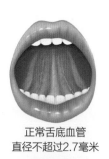

正常舌底血管
直径不超过2.7毫米

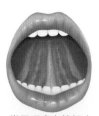

常见舌底血管粗大
血瘀症状早期

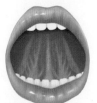

舌底血管怒张
血瘀症状严重

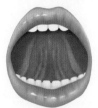

舌底瘀丝
体内多种瘀证

舌底络脉的舌象与瘀血症状的发展状况

刮舌验苔的方法

中医舌诊，除了直接望诊，有时还需刮舌验苔。中医为了准确地判断舌象的真假，排除染苔或是其他因素，就会借助刮舌验苔的辅助手法来观察舌象，也称为刮舌法。

刮舌法，是指用消过毒的刮舌板或压舌板边缘，以适当的力量，在舌面上由后向前慢慢推刮3~5次，刮去浮苔，观察真实的舌质。如果很轻易就能刮去浮苔，舌体明净光滑，说明患者多属虚症；如果难以刮去或者刮后仍然留有污垢的舌苔，则体内多为实证。

还有一种辅助刮舌法为揩法。所谓揩法，就是用消过毒的纱布裹在食指上，蘸少许生理盐水后在舌面上揩抹数次，或者用无菌棉签揩抹舌苔。揩法用力较刮法轻柔，不容易损伤舌苔，比较适合家庭操作。如果想在家中用刮舌法，建议可以用揩法。

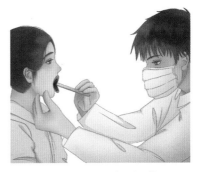

用刮舌板或压舌板刮舌苔

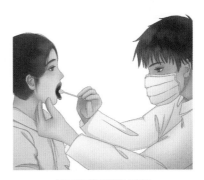

用无菌棉签揩抹舌苔

如何掌握舌诊方法

除了望诊舌象的变化之外，还需要结合其他诊查手段，比如问诊，以了解被诊察者的味觉情况、舌部异常感觉、舌体运动是否灵活自如，以及了解其发音是否清晰；也可以通过刮舌法或触摸等进行触诊检查。

第二节　舌诊一定要知道的几件事

舌诊操作起来简单，就是看，但为了保证舌诊的准确性、科学性，减少误诊、漏诊，一定要注意以下这些细节。

注意光线的影响

舌诊首先要注意光线条件，光线的强弱与色调直接关系到真实的舌质、舌苔是否能被准确看到。中医舌诊最标准的环境是在白天背阴的地方，即自然光线，又叫间接日光，使舌头正面暴露在光线处。光线太强，舌质会发亮、泛黄；光线过暗，舌色会显得黯淡。如果阴天屋里开着灯，尤其是有色灯或冷光灯时，舌头的颜色一定会发生变化，和实际情况有所偏差。就像我们平时自然光下的脸色很正常，但被冷光灯一打，脸色就显得苍白的道理一样。

注意生活习惯与嗜好的影响

生活习惯和嗜好也会对舌象有很大的影响，有些黄腻苔、红舌、厚苔不一定是病变，而只是生活习惯造成的。

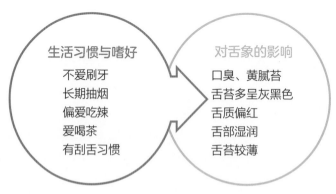

生活习惯与嗜好　　对舌象的影响
不爱刷牙　　　　　口臭、黄腻苔
长期抽烟　　　　　舌苔多呈灰黑色
偏爱吃辣　　　　　舌质偏红
爱喝茶　　　　　　舌部湿润
有刮舌习惯　　　　舌苔较薄

注意季节和时间的变化

中医最讲究天人合一、天人相应。四季的更迭、昼夜的交替也可引起舌象的变化。比如夏季暑湿较盛，舌苔就会变厚；冬季寒冷，舌苔容易发白；秋季干燥少雨，舌苔多薄且干涩等。还有早晨刚起床时，舌苔较厚；白天进食后，尤其是进食质地较粗糙的食物后，舌苔会变薄；运动后舌质会发红。

体质因素影响舌象

先天体质的差异，也会导致舌象出现生理上的差异。比如肥胖者舌体多胖大，舌色偏淡；瘦小者舌体稍小，而舌色略偏红；有些人有先天性齿痕舌、地图舌等，在舌诊过程中都应仔细辨认和询问。

饭后半小时内不宜进行舌诊

舌头最忙碌的时候应该是吃饭的时候，此时舌头充分参与了搅拌和咀嚼食物的工作，把食物在口腔中来回翻腾研磨，舌头的血液循环加快，血液就会特别充盈，舌质就会变红。而且在搅拌食物的过程中，舌苔也会有所磨损，甚至消失，或者被食物染上其他颜色。以上这些情况都掩盖了原本真实的舌象。所以饭后半小时内不建议进行舌诊或看中医。

注意与其他诊断相结合

任何事情都是相辅相成的，舌诊作为中医诊断"望诊"的其中之一，建议要和自觉症状以及其他诊断方法相结合，得到的诊断结果才最真实可靠。

第三节　哪些情况下舌头会说谎，从而影响舌诊

舌头是最会"说谎"的人体器官，这不仅体现在语言方面，还体现在"生理"表现上。哪些情况下，舌头会"说谎"影响舌诊呢？

刚刚进食后，尤其是吃完某些有色食物后

刚吃完饭或吃完某些食品后，尤其是吃完某些有染色特点的食物半小时内，舌头一定会带有食物的印迹，使舌苔颜色发生变化。

食物	舌象变化
牛奶、椰汁、水果糖	舌苔变白、厚腻
菠菜、红心火龙果、蓝莓等有色食物	舌头颜色变得与食物颜色相同
食物中淀粉含量太高	舌苔变厚腻
辛辣、过热等刺激性食物	舌下络脉扩张、充血，舌质红色加深
生冷食物	舌色变黯淡、变紫
花生、饼干等食物或其残渣黏附于舌面	舌苔变厚甚至变色
……	……

服用某些抗生素或含化学添加剂的食物

有时候人们的舌苔出现变厚、发白、发黑等情况，并不是身体健康出了问题，除了与有色食物相关外，服用了抗生素类药物或含化学添加剂的食物也会使舌苔颜色发生变化。比如服用含有化学添加剂食物后，舌头会发黑或发绿；服用某些抗生素类药物后，会出现黑腻苔或霉腐苔。

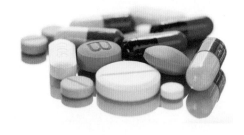

早晨刚起床的舌象是假象

舌诊不建议早晨空腹做。因为睡了一夜没有进食水和食物，人体各个器官的机能尚未被完全唤醒，血液循环也非常缓慢，所以早晨起来的舌象往往颜色浅白，舌苔厚，舌头干燥。这些都是假象，不能代表一个人真实的舌象。而且如果有人晚上睡觉喜欢打鼾、张着嘴，舌头和空气接触会增生微生物，进而使得舌头的颜色和整个口腔环境发生改变。

女性处于经期

女性患者如果处于月经期或前后一两天，进行舌诊时要和医生说明情况。在月经期前后，有些女性的舌头会发红，这是生理性的变化。所以，看舌象一定要排除这些特殊的因素。

舌诊前半小时进行刮舌或刷牙处理

有些讲卫生的朋友，在出门前习惯性地刷牙甚至进行刮舌。这在舌诊前万万不可取，舌诊前半小时，除了不能吃可染色的食物、辛辣或生冷食物外，也不可刷牙，尤其是刮舌，否则舌苔变薄，会掩盖原本真实的舌象。

第四节　怎样分辨舌象的正常与异常

正常舌象

中医学将正常的健康舌象描述为"淡红舌、薄白苔"。"淡红舌"是指舌头的颜色淡红鲜明，舌质滋润，舌头大小适中，运转灵活自如，无异常形态；"薄白苔"是指舌苔色白，颗粒均匀，薄薄地分布在舌面，薄白而润，不黏不腻。这是健康的正常舌象。

异常舌象

异常舌象，也称为病理舌象。舌诊通常通过望舌质和望舌苔来观察舌象是否异常，是否存在病理变化。望舌质的内容有望舌色、望舌形、望舌态；望舌苔，即望苔色和望苔质。根据舌色、舌形、舌苔等变化，从而来辨别脏腑病变的虚实以及体内气血的盛衰。

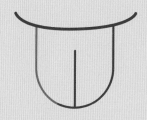

第三章

看舌七十二变，
舌头的密码要看懂

舌头的颜色、形状，舌苔厚度与颜色的变化，都透露着身体的疾病征兆。本章为你详细揭秘舌头上的健康密码，当你感觉身体不适时，可以自己先看看舌头，初步诊断一下身体状况，做到未病先防，健康早知道。

第一节　舌诊第一印象，关键看荣枯

舌质的荣枯，即舌神，是舌诊的第一印象，是对舌象的综合判断。舌头有无神气，反映了脏腑、气血、津液之盛衰，更关系到疾病预后的吉凶。

舌之荣枯为舌神关键

舌质看起来红润有光泽、有生气、有光彩，说明身体健康，就算生了病，疾病能朝好的方向发展；舌质看起来干枯死板、晦暗无光泽、无光彩，代表身体出现亚健康症状，或病重，疾病会越发严重。

荣舌——表现为荣润而有光彩，运动灵活

荣者，是润泽的意思，提示有生气、有光彩。荣舌表现为舌头的颜色红润鲜明，富有生气；舌体柔软，运转灵活。因为舌体运动灵活自如，有生气，有光泽，所以也称为"有神舌"。

荣舌说明机体正气充盛，气血津液充盈。《辨舌指南·辨舌之神气》中说"荣者谓有神……若舌质有光有体，不论黄、白、灰、黑，刮之而里面红润，神气荣华者，诸病皆吉。"简单理解就是，凡是舌色红润的，无论出现何种苔色，多属于病情轻浅的表现。即荣舌说明机体的生机旺盛，即便是生病了也是轻症，预后良好。

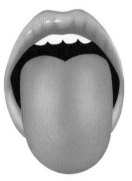

荣舌

枯舌——表现为枯晦无光，运动不灵活

枯舌，是指舌象晦暗，运动不灵活，即舌质干枯、死板、僵滞，舌体运转不灵活；舌头的颜色晦暗无光，缺乏血色。因为舌头已经失去光泽，毫无生气，所以也称为"无神舌"。

枯舌缺乏生机，预后较差。《辨舌指南·辨舌之

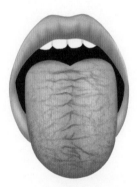

枯舌

神气》中说"……枯者，无精神也，凡病皆凶……干枯则津乏……神气全无者，诸病皆凶。"意思是说，如果舌头毫无血色，枯晦黯淡，不管有无舌苔，全无神气者，其病多危重，预后凶险。

总之，舌头的荣枯可反映气血的盛衰，舌体的润泽可反映津液的盈亏，舌体的运动可反映脏腑的虚实。所以舌神之有无，充分反映了脏腑、气血、津液的盛衰，关系到疾病预后的凶吉情况。

医师叮咛

胃气充盈与否也是判断舌之有神无神的重要标志。胃气充足，舌体就柔软灵活；胃气匮乏，则舌头就干硬死板，即枯舌。

察舌神的重要因素

舌神的其他重要因素

舌神情况	临床意义
老嫩	老舌是指舌头显示出苍老之象，多代表实证；嫩舌是指显示出娇嫩的舌象，多代表虚证。舌之老嫩，是判断疾病虚实的重要标准
干润	津液充足，舌质看起来润滑，即润舌；津液亏乏，则舌质显得干燥。舌质的干或润，能判断人体津液是否充足
软硬	舌质软，表示人体的气血、津液都很充盛；舌质硬，则表示脉络得不到滋养
齿痕	舌体不胖而有齿痕的，多为脾虚或气虚；舌体胖而有齿痕的，多为脾虚湿盛所致
舒缩	舒就是伸展，如果舌头只能伸出，但柔弱无力，多为气虚；舌伸出来，像被绳线吊着，一般是因为燥或寒引起经脉不畅；伸不出舌，多为风邪，或痰邪，或是心脾燥热所致。缩表示卷而短。舌体短缩，舌两边卷曲，多为胃液燥极；舌体短缩且卷曲不能伸直，是肝气将绝的表现
胀瘪	舌质肿胀，可能由水湿、痰饮引起。舌质瘪薄而小的，代表心血虚、阴枯，或是内热过盛
战痿	战表示颤动不安，有可能是虚火或实火。痿是指软而不能动，突然的痿，多为热灼；长期的痿，说明津液亏虚
凸凹	所谓气盛则凸，气陷则凹。凸者，多为肠胃热毒内伏；凹者，多为脏腑萎缩无力

"

中医词汇释义

虚证：是一种因体质虚弱而导致抗病能力变弱，生理机能减退的中医症候。简单说，虚证都是内在的，是先天体质虚弱，或者患病久了（久病必虚）导致身体抵抗力下降，无法与疾病抗衡的一种体质弱的状态，多见于中老年人或长期生病的人，青少年很少有虚证。

实证：虚证之外的其他症状，中医大都认为是实证。实证全是外来的，是由外部原因（"外邪"入侵）造成的，比如风寒、暑热、积食等病邪存留体内的意思。

虚火和实火：虚火多指体质上的阴虚火旺；实火多与外因相关，多由邪热炽盛引起。

水湿：人体新陈代谢变慢，导致体内水分不能被正常排出。

痰饮：体内水液不能正常被运输或转化，停留或渗注于体内某一部位而发生的病证。

齿痕：指舌两侧出现的牙印，常常与胖大舌一起出现，多表示脾气虚，湿盛。脾虚湿盛的人常常体形肥胖，不爱运动。然而，越不爱运动，越是脾虚，肌肉越松弛。

舌肿胀：指舌体肿大，胀塞满口，甚至不能缩回闭口，多是因为热毒、酒毒上壅所致。另外有一种胖大舌，舌体较正常大，伸舌满口，常伴有齿痕，为脾虚湿盛所致。

正气：是指人体抵抗病邪的能力。正气是中医学中最重要、最基本的概念之一。它是指人体的机能活动（包括脏腑、经络、气血等功能）和抗病、康复能力，通常简称为"正"。

外邪：来自人体以外的邪气，寒、雨、风、暑、湿等都可以被称为外邪。而人体内的防御系统以及调节系统会因为遭受这些外邪的侵袭而出现症状表现。所以想要抵御外邪，最重要的就是保持人体内的动态平衡。中医将引起疾病或打破人体内在平衡的外在因素，都统称为外邪。

"

第二节 如何从舌头颜色快速分辨身体状况

色诊是中医一个非常有特色的诊法，从舌头的颜色变化就能判断身体健康状况。前面讲过，舌头正常的颜色为淡红色，舌头过红、发黄、发黑、过白、发紫均属于不正常的状态，可能隐藏着某种疾病信号，这个时候可要多加注意了！下面一起来看舌头不同颜色产生的原因以及可能代表的健康问题，以及为大家提供的一些有针对性的对症养护建议。

淡红舌——气血调和，正常舌色

舌头的颜色白里透红，不深不浅，均匀适中，称为"淡红舌"。淡红舌是气血调和、上荣于舌的表现，提示机体气血充足，阳气布化均匀，胃气旺盛，属于正常人舌质的颜色。

淡红舌原本属于健康正常人的舌色，如果是生病的人出现淡红舌，则多说明病症刚刚发起，病情较轻浅，尚未伤及机体的气血、阴阳和脏腑；或者也可能说明疾病正在好转，或者处于慢性病不太严重的阶段。

淡红舌之舌质轻微变化

淡白夹红舌	舌头颜色大部分呈淡白色，个别部位呈红色	肝火旺盛，或者胃火过重
淡红无苔舌	舌头颜色呈淡红色，但没有舌苔或舌苔几乎不可见	脾胃虚热，阴虚生内热
淡红齿痕舌	舌头颜色淡红，舌质娇嫩，有齿痕	体内有虚寒

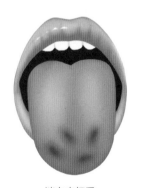
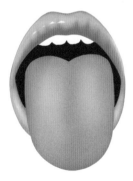
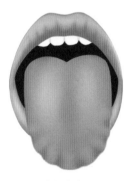

淡白夹红舌　　　　　　淡红无苔舌　　　　　　淡红齿痕舌

淡红舌与不同苔色及苔质的厚、薄、润、燥结合起来一起分析，舌诊结果才能更准确全面。大体上，苔厚为实热，苔白为寒湿，苔干为体燥。但舌象千变万化，会随着人的体质、季节、时间等不断发生改变，舌诊结果应根据具体情况而下定论。

淡红舌之舌苔轻微变化

舌苔发厚、发黄或呈灰色且黏腻	体内有实热
舌苔白滑	体内有湿寒
苔有腐垢，厚如积粉	脾胃热盛
舌苔干燥	体内缺乏水分滋养，耗损津液过多

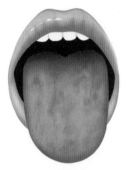

淡红舌，舌苔发黄、厚腻

淡白舌——体内虚寒，气血亏虚

淡白舌是指舌头颜色比正常的淡红舌稍微浅淡一些，白多红少，甚至全无血色。淡白舌在中医上属于机体虚寒的舌象，意思就是淡白舌的人多气血亏虚，在冬季多手脚冰冷，比普通人更畏寒一些。

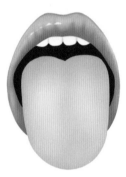

淡白舌

中医词汇释义

淡白舌为虚寒舌之本色，中医上的虚寒主要是指机体气血亏虚，阳气不足。虚，是指气血亏虚，血液不能很通顺地营运到舌头上，所以舌头颜色比较浅淡；寒，是指阳气（人体需要的能量）衰微，虽然血流量没有减少，但阳气不足以运送血液到舌头，所以舌头颜色呈浅淡色。

单纯的淡白舌在现实生活中并不多见，一般舌色淡白会并伴有不同的舌形、舌苔。

淡白光莹，舌体瘦薄——提示气血不足

如果舌头淡白光莹，舌体大小正常或瘦薄，属气血两虚。气虚不能生血，或血虚而后气衰，导致气血不足，气血不能上荣于舌而出现淡白舌色，舌体瘦

薄，舌苔散落。这类舌象多是由于慢性病时间较长，或由贫血所致。建议多吃红枣、黑豆、姜糖水、木耳、阿胶等补益气血的食物，注意保暖，多进行户外运动等。

淡白湿润，舌胖嫩——提示脾阳不足

淡白舌湿润胖嫩，舌边有齿痕，多属脾阳不足。脾有运化水谷、升运清阳、温煦四肢肌肉等功能。脾阳就是脾的运化功能及在运化活动中起温煦作用的阳气。如果脾阳虚弱，则脾失健运，不能把体内多余的水湿运化出去，从而造成水湿停聚，表现在舌象上就是胖嫩，甚至有齿痕。

脾阳不足最典型的临床症状是腹胀、便溏、手脚冰凉和浮肿（按之良久不起）。其中，脾阳虚衰为本，水湿潴留为标。所以在治疗上以温脾助阳为主，祛寒逐湿为辅。建议多吃五谷杂粮、南瓜等健脾利胃的食物。推荐一种食疗方，即红豆薏米水，既健脾胃又祛寒利湿。注意这里的"红豆"是指长形的赤小豆，而不是普通的扁圆形红豆。

舌苔淡白，舌面少津液——提示阳气虚弱

舌色淡白，舌面津液不足，甚至没有津液，是阳气虚弱的表现。由于阳气虚损，不能生化津液，或者无力将津液运化至舌头，所以会出现舌白少津的舌象。临床症状可见口舌干燥，想喝水但每次喝得不多。治疗上以补益阳气、生津润燥为主。

淡白光滑，舌面无苔——提示气阴两虚

舌色淡白，但舌面光滑无舌苔，好像刚被剥皮的鸡蛋一般，属气阴两虚。这类舌象多伴有口干口渴、气短乏力、头晕耳鸣、声音低微、心悸自汗、口唇淡而无华等气阴不足的症状。在治疗上宜健脾益气，养阴和胃。可多吃些山药、红枣、银耳、百合、梨、桑葚等补气、滋阴食物。

"

中医词汇释义

气阴两虚，即气虚和阴虚并存的病理变化。常见于结核病、糖尿病等热性病过程中，时间长了伤了气阴；或者热盛耗伤津液，气随液脱；或温热病后期及内伤杂病，患者元气大伤，身体素质下降。

"

枯白舌——提示气血俱虚

淡白舌者如果未加注意，病情进一步加重，舌头可见全无舌色，枯白而无华，甚至无舌苔，称为枯白舌。枯白舌说明舌头没有血气濡养，气血特别亏虚，机体虚弱，身体免疫力严重下降。

红舌——部位不同，代表意义不同

舌头变红，预示着体内有热证。红舌，普遍认为是"上火"的表现，但火也有实火和虚火的区别。红舌属于实火还是虚火，关键在于有无舌苔，红舌有苔者，多为实火；红舌少苔或无苔者，则为虚火。

舌头越红，说明热证（火气）越重。但舌头红的位置不同，反映的问题也不同。

> **中医词汇释义**
>
> 热证，中医证候名，是指感受热邪或阳盛阴虚，人体的机能活动亢进所表现的症候。人体感染、中毒、脱水、高热中暑等都属于体有热证，会导致气血充实，运行加速，反映到舌象上就是舌体气血充盈，颜色就会偏红。红色的深浅程度会随着热证的严重程度而发生变化。

舌尖红——提示心火旺

心脏在中医五行中属火，掌管心脉运行。心火旺的表现主要是舌尖红，另外还有口干、烦躁、口舌生疮、睡眠不好、小便发黄、大便偏干等症状。平时可食用冰糖莲子汤、绿豆粥清心润燥。也可用黄连、黄芪、黄柏、大黄等中药泡茶、煮粥、煲汤。

舌两侧红——提示肝火亢

肝脏的功能是主疏泄，如果人运动不足，或者冬季人体气机闭合，在一定程度上限制了肝脏向外发散的特性，肝气郁滞就容易进一步化为肝火。有肝火时，舌质会发红，尤其是舌头两边发红非常明显，而且伴有口干口苦、眼睛发红等，这都属于肝火旺的表现。平时可以喝点药茶，比如用苦丁茶加菊花、蔓荆子泡茶。如果伴随脸发红，血压升高，可以用夏枯草、钩藤来泡茶喝，具有辅助降压作用。

舌前半部分红——提示肺火盛

肺多由于感染外邪而导致上火，比如风寒入侵肺部，会化为肺热。肺火旺盛时，发红部位在舌头的前半部分，且伴随咳嗽、鼻干、口干、咽干等症状。此外，因为肺与大肠相表里，很多肺热患者大便都不通畅。因此，治疗时既要清肺热，还要通肠气，可以取白茅根15克、芦根15克、白萝卜块500克，一起炖汤，这是一道很好的清热佳肴。

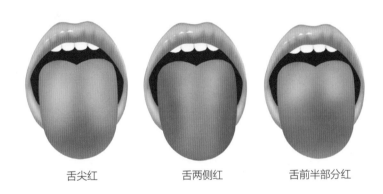

舌尖红　　　　　　舌两侧红　　　　　　舌前半部分红

整个舌头都很红——提示胃火大

胃热的时候整个舌头都比较红，有时候舌红苔黄，黄色会把红色覆盖掉，需要特别注意。胃火旺者通常会表现出胃疼、口臭口苦、老想喝水且特别想喝凉水等症状。此时建议多吃些豆腐、春笋、西瓜、石榴等清胃热的食物。

舌红少苔——提示肾火旺

如果舌头发红，少苔或几乎没苔，同时伴有手足心热、腰膝酸软、口燥咽干、头晕耳鸣等症状，或者在这个基础之上热扰心神，出现午后潮热、心烦、盗汗，多是肾火旺盛在"作祟"。严重者舌头更红，没有苔或只有一层薄薄的黄苔，表明热证已非常明显。建议多喝蜂蜜菊花茶。

> ❝
> **医师叮咛**
> 红舌提示人体内有热，即通常所说的"上火"，所以红舌不宜随便服用人参、阿胶等补品，否则就是"火上浇油"，会补得鼻血直流，血压飙升。而应该选择百合、玄参、麦冬、黄连等清热降火的药物。
> ❞

绛舌——热邪较盛，有血瘀

舌色比红色更深一些，或者略带暗红色，称之为绛舌。绛舌多由红舌进一步发展而来，所以有时候也将红舌和绛舌归为"绛红舌"，都是由火热上炎引起的。舌色越红，热势欲盛，所以绛舌者比红舌者的病情更严重。多见于急性感染性疾病或高热不退者。

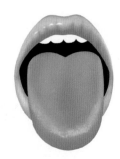

绛舌

绛舌部位不同，代表意义不同

上面提到，绛舌多是由红舌发展而来的，两者在临床意义和病理形成方面有类似情况，所以在部位和脏腑器官的关联上，也很相似。比如舌尖绛色，多为心火上炎；舌根绛色，多为血热内燥；全舌均为绛色或紫红色，则是肝肾亏竭。

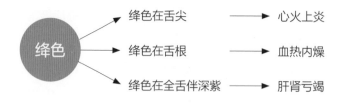

热性有虚实之分

舌色鲜红或深红，说明体内热毒较盛。但热的性质却有虚实之分。

（1）实热型绛舌：大多数是由急性温热病引起的，发病不久，热邪虽盛但正气未衰，热度较高，严重时甚至会神志昏迷，胡言乱语。实热型绛舌患者的舌质红绛较鲜明，多有红刺增生增大而突出，舌面干燥起裂纹，舌苔黄糙或焦黑，这说明温热之邪已经侵入身体内部，耗气伤津，生风动血，扰乱心神，使人体出现显著的热象。此时应该及时清热解毒，以免热邪进一步伤阴。随着热病好转，绛红舌也会转淡。

（2）阴虚型绛红舌：多见于慢性消耗性疾病或温热病的后期，热邪的嚣张气焰已经低落，但阴血津液消耗过多，正气虚弱的现象比较突出，可能会出现午后潮热，面色发红发烫，五心烦热，小便量少色深，口干欲饮等症。此时舌质红或绛，但色较暗，不鲜明，舌苔很少或不见舌苔，舌面干且少津，有的人舌边或舌尖特别红赤，并有红刺现象存在。

这说明主要原因在于阴虚，应该用大剂量滋阴生津的中药治疗。如果舌质红绛而颜色较暗，舌面光滑如镜，舌质干瘪枯萎，说明胃肾阴虚，津液大伤，养阴药不仅剂量要大，而且要照顾到脾胃，治疗的时间也较长。

> **医师叮咛**
>
> 中医认为，阴虚的人多消瘦，唇红舌燥。阴虚体质者，应该注意自觉养成冷静、沉着的习惯，少参加竞争激烈的体育活动。中医认为"秋冬养阴"，尤其是干燥的秋季，应该多喝水，保持居室环境安静。饮食调理原则为"保阴潜阳"，即多熬煮滋阴的百合粥、枸杞粥、山药粥等，而少吃葱、姜、蒜、辣椒、韭菜等辛辣燥热的食物。

绛舌者想看自己是否为阴虚型，判断标准为：形体消瘦，毛发焦枯，容易口干舌燥，苔干或少苔、无苔，手足心热，便干尿黄，遇事容易着急，怕热不怕冷。

青紫舌——寒热血瘀

青紫舌有全舌青紫和部分青紫的区别。

青紫舌

全舌青紫

全舌分布有均匀的青色或紫色，或紫中带青，或青中有紫。

部分青紫

舌的左侧、右侧或两侧，或舌面有1~2条纵行的青紫带；也有的仅是青紫瘀点或斑块，而舌质的其他部分则不见青紫。

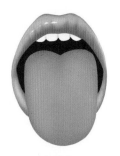

全部青紫舌

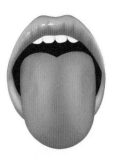

舌两侧青紫

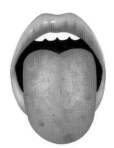

青紫瘀点、斑块

青紫舌的病因分类

舌色青紫，可能是寒证、热证，或者血瘀证，大致鉴别如下：

青紫舌的病因分类

分类	舌象特征	病因分析
热证	舌质紫且带绛，舌苔干黄、焦裂；或舌紫肿大而生出大红点或焦紫起刺，如草莓状	多由红舌转变而来，即体内有热
寒证	全舌淡紫带青，润滑无苔，舌质瘦小；或舌淡紫而略带青筋	多由淡白舌转变而来，即体内有寒
血瘀证	舌质青紫，色泽较暗，舌面潮湿；或舌边色青，口燥而漱水不欲咽下；或舌体发蓝，或舌边、舌尖有瘀点、瘀斑	体内有血瘀

青紫舌的形成机制

寒证、热证、血瘀证是青紫舌形成的内因。如果从现代医学的角度分析，青紫舌的形成机理是比较复杂的，可能与多种病理改变有关。

●青紫舌与年龄的关系：老年人出现青紫舌的比例为青壮年的2~3倍。这可能是随着年龄增长，老年人的血管出现退行性改变、动脉血管硬化、患慢性病的机会增多等因素引起的。

●青紫舌与饮酒的关系：一部分长期酗酒的人，舌头青紫色且暗，或舌边有青紫瘀斑。

●青紫舌与色素沉着的关系：有些人的青紫舌是由色素沉着引起的。这种青紫除见于舌质外，在齿龈、额部、眼圈、乳头、脐部均有出现。肝脏疾病、结节性动脉周围炎或肾上腺皮质功能不全都会引起色素沉着。

●青紫舌与缺氧的关系：有不少青紫舌患者会出现气短、哮喘、呼吸困难等症状，有的还出现口唇发青发紫、面色紫暗等紫绀（gàn）现象（血液内脱氧血红蛋白增多所致皮肤黏膜呈青紫的现象）。这些情况大都是由肺功能不良，或肺换气不良，或呼吸困难，引起缺氧而致。

●青紫舌与发热的关系：和黄苔、红绛舌等热病过程中所见的舌象不同，青紫舌者的发热会同时伴有血氧饱和度下降、静脉血瘀、血液黏滞度改变等条件。

●青紫舌与疼痛的关系：如果患者出现急性阑尾炎、急性胰腺炎、急性胆囊炎等急性疼痛发作时，舌色往往呈现青紫色。痛经、产后腹痛或大面积烧伤的患者，其舌质也往往会出现青紫色或瘀斑、瘀点。此外，在慢性头痛病中，有一半以上患者的舌质会出现紫暗或有瘀斑、瘀点。

紫舌——血液循环不畅

舌色发紫，如果不是吃了含紫色色素的食物使舌头呈现紫色，通常是因为血液循环不良而造成舌头缺氧。可能造成此症状的疾病有胆固醇过高、糖尿病、慢性支气管炎，甚至是末期癌症都有可能。

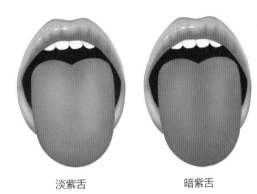

淡紫舌　　　　　暗紫舌

舌头呈暗紫色，则表示血脉瘀阻，建议去医院进行详细检查。一般来说，如果心脑血管疾病患者嘴唇或者舌头有瘀斑或者暗紫色，绝大多数都是由血液循环受到阻碍，血液中的含氧量下降，血液瘀滞导致的，这种情况中医称为血脉瘀阻。

舌头呈暗紫色，同时舌头上出现了瘀斑，另外还伴随着气短、心慌甚至心前区刺痛、失眠多梦等症状，就要小心心血管疾病了。假如患者还伴有头痛、头晕等症状，那就是身体在提示心脑血管疾病即将来袭。

> **医师叮咛**
>
> 有的舌头比紫色还要深，出现黑色毛发状，很多人担心这是最严重病症的象征。其实不然，黑毛舌并不致命，只是舌头上的乳突过度生长，又被细菌感染了而已。一般来说乳突并不会长得太长，但是长期吸烟、过度摄取咖啡因、口腔干燥、服用某些药物或口腔不卫生都有可能会造成这种状况。

瘀点、瘀斑舌——心失所养，有血瘀

舌面上出现青紫色或黑色斑点或瘀点，多见于舌尖、舌边两侧，都是血瘀的表现，提示脏腑或局部气血瘀滞。

血瘀只是表现，并不神秘。所以有经验的中医，看到女性的瘀斑舌，往往就可以推断出该女子的月经情况或血流运行情况。在治疗上，一般以活血通络为主。如果情况不太严重，建议以食疗为主。木耳、玉米、山楂、玫瑰、洋葱等都有很好的活血化瘀功效，有瘀斑舌的朋友可常食。

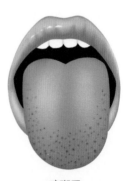

瘀斑舌

> **医师叮咛**
>
> 同样是瘀斑舌，但造成的原因可能不同。有的人的瘀斑舌通过服用某些活血化瘀类药物一周后，瘀点就消失了。但另一些人同样服用这些药物可能没有任何效果。所以，建议有瘀斑舌的患者请专业中医师判断准确，分清类别，再对症用药。

如果血瘀证比较严重，仅凭此瘀斑舌一项就用活血化瘀类药物是不妥的，还需要分清寒热虚实。一般认为，造成血瘀证有内外原因之分，如外在受伤而致血瘀证，或内部有情志不畅引起气滞瘀血，或血液有热而凝血成瘀，或阳气不足体内寒凉而成血瘀证。不同种类治法不同，这个需要中医当面综合判断才能确诊，然后抓住主因再加活血化瘀药物效果才好。

第三节　如何从舌形、舌面看健康

舌形是指舌质的老嫩胖瘦、点刺、裂纹、齿痕等方面的特征，这些特征主要集中在舌面上。通过观察舌形和舌面的变化，可以推断气血盛衰和病邪的性质。

胖大舌——内有寒，脾虚或肾虚

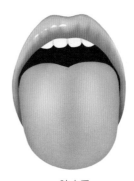

胖大舌

【舌象特征】舌体比正常舌胖大而厚，舌色淡白，甚至伸舌满口。

【临床意义】此种舌象是水湿内停的表现，是反映体内津液盈亏和输布情况的体征之一，多由脾虚或肾虚引起水湿内停所致。

胖大舌相关舌象及病因病机分析

舌象特征	病因病机分析	防治原则
舌大胖嫩，色淡，边有齿痕	由肾脏虚寒、肾虚水泛所致，多因肾阳不足无以气化水液，水湿内停所致	需要温阳利水，可以用金匮肾气丸、真武汤之类的方剂
舌体胖嫩淡白，反光（水滑舌）	多为气虚，以致气不化津，水湿上泛所致	多喝红豆薏米水、紫米粥、黑米粥等去除水湿以及温补脾胃的食物
舌红胖大，有黄腻苔	嗜酒者，或脾胃湿热，湿热毒气上泛所致	戒酒，戒辛辣食物，多吃莲藕、茯苓、冬瓜等清热利湿的食物
舌肿胀，舌色紫绛	多见心脾（胃）热盛，热毒上壅	多吃绿豆、莲子、苦瓜、薄荷等清热解毒食物

【形成原因】我们知道，脾主运化，即脾有运化水液的功能。肾为"水"脏，在调节体内水液平衡方面起着极为重要的作用。所以，胖大舌的出现和脾虚、肾虚脱不开关系。

脾的运化功能依赖脾的阳气，如果脾阳虚损，运化水液的功能就会减退，于是水液运行迟缓，就会在体内停滞，时间长了，湿浊上泛，就会让过多的水液停滞在舌内，舌头"泡在过多的水液"中，就会胖大而舌色淡白，形成了胖大舌。

脾主运化→脾的阳气虚损→运化水湿功能减退→水液在体内停滞，上泛至舌体内→胖大舌形成

由脾虚形成的胖大舌，淡白胖嫩，舌面水滑。在治疗上宜健脾益气，比如常用的八味理中汤、补中益气汤等。建议用人参、党参、黄芪、山药等药食两用的食材来煮粥或煲汤。

还有一种胖大舌是肾虚所致，具体表现为舌大胖嫩，色淡，边有齿痕，小便量少，患者常感觉四肢冰凉，畏寒怕冷，面色晦暗或㿠白，容易疲劳。建议用肉桂、枸杞子、山药、生姜、生黄芪等泡水喝。

【易患人群】脾虚型胖大舌易患人群为：肥胖症、甲状腺功能低下、贫血等患者和慢性消化不良者、新陈代谢偏低者。肾虚型胖大舌的易患人群为：慢性肾小球肾炎患者、肾盂肾炎患者、寒性体质者。

对症食疗

	宜食食物	忌食食物
脾虚型胖大舌	山药、薏米、粳米、扁豆、豇豆、胡萝卜、土豆、香菇、牛肉、鸡肉、红枣、桂鱼等补脾益气、健脾开胃的食物	苦瓜、冬瓜、芹菜、空心菜、莴笋、绿豆、西瓜、梨等寒凉食物，容易伤脾
肾虚体寒型胖大舌	羊肉、板栗、山药、桑葚、核桃仁、黑芝麻等补肾壮腰、强筋健骨的食物	忌食冰激凌、冷饮等生冷大寒的食物、过咸和辛辣的食物，忌吃或少吃荸荠、柿子、生萝卜、生黄瓜、西瓜、洋葱等食物

医师叮咛　大舌头≠胖大舌，两者有本质区别。胖大舌是脾肾阳虚的一种病理表现。大舌头则是口语病的一种，原因在于发音器官生理异常或发音气流排出方向异常，就会出现各种形式的发音不准，吐字不清，俗称"大舌头"。

肿胀舌——脏腑积热

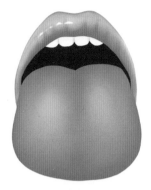

肿胀舌

【舌象特征】舌体肿大，伸舌盈口满嘴，甚至舌肿胀不能缩回口中，妨碍饮食、言语及呼吸的舌象。

【临床意义】多因心脾热毒炽盛，外感湿热，气血上壅于舌或酒毒上泛而致。

肿胀舌相关舌象及病因病机分析

舌象特征	病因病机分析	防治原则
鲜红肿胀舌	心脏、脾脏的热气炽盛，或者气血瘀积而至血气上泛至舌而出现鲜红肿胀舌，表示机体有内火，且是实证	多吃莲子、白萝卜、芹菜、秋葵等清热泻火的食物
青紫肿胀舌	酒毒攻心，多见于嗜酒者	控酒戒酒

【形成原因】除了酒精所致的青紫肿胀舌，鲜红肿胀舌的形成原因和脏腑病理有关。

① 心主血→心火上炎→夹血气上壅→舌色鲜红肿胀

② 脾生血→脾有实热→血热妄行→舌色鲜红肿胀

③ 酒毒上攻→舌青紫而肿胀

【易患人群】心脾有热者，酗酒者。

> **医师叮咛**
>
> 肿胀舌常伴有舌体木硬、舌头疼痛等症。这是由体内湿热瘀积无法排出体外所致。如果症状较轻，可以用甘草、绿豆、黄连等煮粥喝。如果症状较重，尤其是平时爱喝酒或嗜辛辣油腻者，可以用菊花、葛花、绿茶和砂仁等泡茶喝。

红瘦舌——阴虚火旺

【舌象特征】舌体比正常舌体扁薄而小，舌色鲜红或绛紫，舌面少津液。

【临床意义】由于热邪侵袭机体，快速耗损体内津液，阴液亏损或阴血不足造成的舌象。

瘦薄舌分为两种情况，鲜红瘦薄舌和淡白瘦薄舌，简称红瘦舌和淡瘦舌。红瘦舌是阴液不足，阴虚火旺的表现；淡瘦舌是气血两虚，机体营养不良的表现。这里先看红瘦舌。

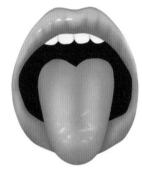

红瘦舌

【形成原因】红瘦舌是由于热邪伤阴，使机体津液消耗过多引起的。

①热邪侵入体内长久不退→血液循环加快→津液耗损严重→阴液不足，无法濡养舌→舌体偏瘦而鲜红

②阴液不足→阴虚生内热→舌体鲜红瘦薄

红瘦舌相关舌象及病因病机分析

舌象特征	病因病机分析	防治原则
舌头干瘦且红，津液匮乏	多见于阴虚体质者，大病或久病后	宜长期多食银耳、蜂蜜、阿胶、莲子、枸杞子、桑葚等滋阴降火的食物，滋阴是个长期的过程，不要心急
舌色较红，舌面干而少津	体内有炎症和细菌感染	多在疾病初起时，尽快对症治疗
舌色干瘦且发紫发暗，如猪肝色	病情十分严重，已经影响到心脏的供血功能	必须入院系统治疗疾病

【易患人群】阴虚体质者，大病或久病后的患者。

医师叮咛

无论是新病还是慢性病，如果出现红瘦舌，就标志着机体津液耗损，真阴不足。如果舌质枯萎无神，则预示着疾病可能向不利的方向发展。所以红瘦舌一旦出现，就应该引起大家的足够重视。

淡瘦舌——气血两虚

【舌象特征】舌体比正常舌体瘦小且薄，舌色淡白。

【临床意义】多为气血不足，不能够充盈舌体，舌失濡养所致。简单说，就是气血两虚、机体营养不良的表现。

【形成原因】淡瘦舌的形成原因多为气血两虚，为什么这么说呢？由于气血两虚，舌体得不到充分濡养，就会变得瘦薄无华，从而形成淡瘦舌。

【易患人群】气血两虚者、大病、久病患者。

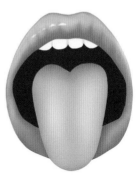

淡瘦舌

医师叮咛

体内气血阴液不足的人，往往会出现淡瘦舌，这和胖大舌的形成正好相反。胖大舌是因为水液太多停留充盈在舌体所致，而淡瘦舌则由于气血阴液不足以荣养其舌体所致。俗话说"阳虚易补，阴亏难疗"，或者说"补阴无速功"，意思就是阴液亏虚，并非一朝一夕可以治疗或改善的，需要长期治疗。

老舌——正邪对峙

【舌象特征】舌头上的纹路粗糙干燥或有皱缩，舌体坚敛苍老，舌面津液缺乏，舌色黯淡，像久旱的土地一样。舌质的老嫩是疾病虚实的标志之一。

【临床意义】多主实证、热证。常见于正邪双方相持阶段，即病邪的气势很凶，但机体本身的抵抗力也很强，正气不衰，故舌质坚但色苍老。

【形成原因】中医诊断云"老舌多主实证"。既然用的是"多"，说明也有其他少数情况。所以老舌也有一定的虚、实之分。区分老舌属于实证还是虚证，还需兼看脉象。

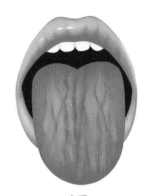

老舌

老舌相关舌象及病因病机分析

舌象特征	病因病机分析	防治原则
老舌颜色偏青	肝胆功能紊乱	用栀子泡水喝，煮绿豆水，凉拌苦瓜，多吃圆白菜、白菜等十字花科类的蔬菜，具有很好泻火养肝的功能
老舌颜色发黄	脾胃功能紊乱	鲫鱼、花生、南瓜、玉米、山药等都是滋养脾胃的好食材
老舌颜色发红	心火较旺	用绿豆、莲子等煮水或熬粥都有很好的清心火功效
老舌颜色发白	肺与大肠有热	多食用鸭肉、百合、枇杷、荸荠、白萝卜等润肺利肠的食物
老舌颜色发黑	肾与膀胱功能紊乱	对肾脏有好处的食物有羊肉、黄鳝、核桃、黑豆、韭菜等；每天早晨起床喝一大杯温水，能很好地清洗膀胱

不仅舌质有老嫩，舌苔也有老嫩的不同。一般认为，舌苔颜色深浓枯暗者为老色，且老苔主实证。如果是黄色老苔，说明胃热旺盛。

【易患人群】机体抵抗力强但病情比较凶险的人群。

医师叮咛

"老舌多实证"，意思是说只要舌质坚敛苍老，不论舌苔是黄白灰黑，都属于实证。因为病邪亢盛，体内正气和病邪争斗剧烈，故舌形色坚敛，多属实证。这种舌象的患者一般病情较复杂，治疗宜辨证施药。

嫩舌——代谢功能低下

【舌象特征】舌头上的纹理细腻，舌体浮胖娇嫩，舌面上的津液比较充盈，舌色浅淡。

【临床意义】气血不足，代谢能力低下；或者阳气亏虚，运血无力，以致舌嫩而色白。

【形成原因】嫩舌是体质虚弱的一种表现，常见一些长期慢性病患者、术后患者、营养不良或代谢

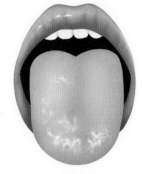

嫩舌

功能低下者。嫩舌和老舌是相对的。老舌多见于实证，实邪亢盛，邪气壅滞于舌，自然舌质苍老；嫩舌多见于虚证，气血不足，或者阳气亏虚，无法将血液上运至舌头，以致舌嫩淡白。

嫩舌相关舌象及病因病机分析

舌象特征	病因病机分析	防治原则
淡嫩偏白舌，比较宽胖，有齿痕	阳虚，即人体脏腑功能活力不足，伴恶寒喜暖的症状	多食可温热助阳的食物，如牛肉、羊肉、海参、葱、姜、蒜等
淡嫩舌，一层薄白腻苔，肿胀	气虚夹有水饮：气虚是指脏腑机能衰退，抗病能力低下的病理状态；水饮是由体内水液因输布障碍运行失常等原因停聚体内形成的	多吃大米、玉米、鲫鱼、苹果、荔枝等补中益气的食物
淡嫩偏红舌	嫩舌是虚证，红舌是热证，两种舌象同时出现一般多见于月经少或闭经的女性患者，同时存在气血亏虚兼有虚热之病机	宜选择阿胶、熟地黄、女贞子等补血养阴的药材为主，配伍少许陈皮、荷叶理气，代茶饮
淡嫩红舌，舌面水嫩，舌根有黄腻苔	脾气虚弱，运化功能差，导致湿热滞留体内所致	选择茯苓、山药、太子参等健脾益气化湿的食材煮粥或泡水喝

【易患人群】内脏功能衰弱者，营养代谢功能低下者，机体抵抗能力差或体质虚弱的亚健康人群。这些人多伴有神疲乏力、少言懒语、食欲缺乏、一运动就出虚汗、特别容易感冒等症状。

> **医师叮咛**
>
> 嫩舌舌象者，大都是机体抵抗力或免疫力较差的人，所以提高抵抗力和免疫力是关键。在饮食上要多吃补益脾胃的食物，因为脾胃是运化五谷营养物质的器官。在家多推揉脾经也有助于健脾胃。

红点舌——热盛内结

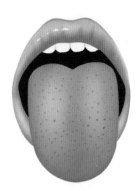

红点舌

【舌象特征】舌面上有突起的细小红点或紫红色小点，由菌状乳头充血肿大而形成的，一般不高出舌面，称为红点舌。

【临床意义】当机体热盛内结时，血液循环会加快，舌组织充血，从而使菌状乳头的微血管充血扩张，形成了红点舌。

【形成原因】红点舌的形成原因是体内热盛明显的标志。大多数红点舌是由于伤风感冒没有及时治愈，使病邪深入所致，是病情加重的信号。思虑过重或精神压力过度紧张，也会使舌尖出现红点或芒刺，这是心火过旺的表现，要多注意放松精神，保证睡眠，并进行适当的户外运动。

　　①机体热盛→血流加快，组织充血→菌状乳头微血管扩张→红点舌形成

　　②心开窍于舌，心主血→心火过旺→舌尖红点舌形成

【易患人群】思虑过重或精神压力过度紧张的心火旺盛者，阴虚火旺者，经常熬夜加班者。

> **医师叮咛**
>
> 红点舌是指舌面上出现红色星点，其实还会出现白色或黑色的星点，都是热毒炽盛的标志。红点代表温热入血，或热毒攻心；白点代表脾胃有热毒；黑点代表血中热甚，气血壅滞。

芒刺舌——脏腑或血极热

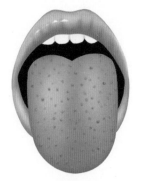

芒刺舌

【舌象特征】舌面上的菌状乳头增生、肿大如刺，高于舌面，摸之有刺手的红色或黄黑色的点刺，称为芒刺舌，又有人称为杨梅舌。

【临床意义】红点舌未加以治疗，继续充血，就会使红点突起而形成芒刺舌。

【形成原因】芒刺舌和红点舌的形成原因基本

一样，都是热盛的表现，并可根据点刺的颜色和分布的疏密情况，判断热邪的轻重。

芒刺舌相关舌象及病因病机分析

舌象特征	病因病机分析	防治原则
点刺颜色鲜红，分布零散	血热症状较轻	宜食苦瓜、冬瓜等清热凉血的食物
点刺颜色绛紫，分布密集	火热炽盛，病情危重	建议去医院分析病情的真正原因，对症治疗
舌中生点刺	胃肠热盛	饮食清淡，多喝水，少吃辣
女性月经期出现红点舌或芒刺舌	与内分泌激素相关	待月经结束后会自行消失

【易患人群】体内热邪较盛者，嗜辛辣、肥甘厚味者，作息习惯不规律者。

> **医师叮咛**
>
> 点刺舌是红点舌和芒刺舌的总称。红点舌是由舌头上的菌状乳头充血肿大形成的，一般不高于舌面。如果菌状乳头进一步充血、肿大，就会突出舌面，状如芒刺，手去触摸有刺手感，称为芒刺舌。由此可见，红点舌和芒刺舌可以表现充血的程度以及热病的深浅。

裂纹舌——精血亏虚

【舌象特征】舌面上出现多少不等，深浅不一，形状各异的裂纹、裂沟，称裂纹舌。

【临床意义】多为阴虚热盛之证，即由于阴液亏损，舌体失去濡养所致，也可见于内有实热的患者。

【形成原因】裂纹舌可以分为裂纹红舌和裂纹淡白舌两种，也可以理解为红绛舌有裂纹，淡白舌有裂纹。我前面介绍过，红绛舌是由于体内热盛，淡

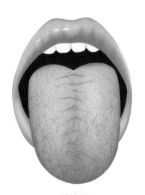

裂纹舌

白舌是由于体内虚寒。所以裂纹红舌是机体热甚伤津的病理表现；裂纹淡白舌是气血两虚、机体营养不良的病理表现。

裂纹舌相关舌象及病因病机分析

舌象特征	病因病机分析	防治原则
裂纹红舌，舌苔薄净，少津	外感热邪，热盛伤阴，使舌组织失于濡养；或内伤、杂病耗伤阴津，或阴虚火旺所致	饮食要清淡，多吃清凉泻火的蔬果，忌吃辛辣食物
裂纹淡白舌	气血两虚。气虚让营养的吸收、输布功能减弱；血虚使舌体和舌苔得不到充分滋养，舌黏膜缺血而色淡	忌食寒凉的食物，宜多食蜂蜜、阿胶、百合等补阴益气的食物
裂纹淡白胖嫩舌，有齿痕	脾虚，体内有湿气	红豆薏米粥是很好的选择，少吃油腻多糖的食物

【易患人群】阴虚热盛之人是高发人群，部分肝癌、胆囊癌、胃癌、精神分裂症等患者有明显的裂纹舌。

> **医师叮咛**
>
> 裂纹舌可以指舌质上的裂纹，也可指舌苔上的裂纹。中医在辩证时，应从舌苔的干润来辨，如果舌苔因为干而出现裂纹，则说明外感疾病，热灼津伤，燥热严重。如果舌苔上有很多津液而还有裂纹，则多为气虚所致。

齿痕舌——阳气虚，脾虚

【舌象特征】与牙齿相邻的舌体边有齿印，又名齿印舌。多晨起时显著，严重者不分昼夜，伸舌就能看到。

【临床意义】多因舌体胖大而受齿缘压迫所致，所以齿痕舌常与胖大舌同见，多属脾虚，主虚证。若舌质淡白而湿润，则为脾虚而寒湿壅盛所致。

【形成原因】齿痕舌的成因，多由于脾虚不能运

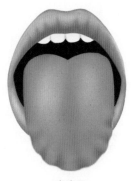

齿痕舌

化水湿，湿阻于舌而舌体胖大，受齿列挤压而形成齿痕，所以齿痕常与胖大舌同见。一方面由于舌体水肿，属脾之阳虚而湿盛；另一方面由于舌体肌肉松弛，张口不足，属脾气虚。但都伴随一个特点，即湿邪为患的致病特征。

齿痕舌相关舌象及病因病机分析

舌象特征	病因病机分析	防治原则
舌体胖大嫩白，舌苔白腻，舌面上津液较多的齿痕舌	体内寒湿比较严重	少吃肉类、烧烤、膨化食品等肥甘厚味的食物，增加运动量
舌体胖大淡白的齿痕舌	多为脾虚或气虚，人容易有气无力，爱生病，抵抗力差	多吃益气健脾的食物，比如山药、枸杞子、南瓜等
舌红肿胀满口，舌苔黄厚腻的齿痕舌	体内有湿热，分两种情况：如果舌面上津液少，热重湿轻；如果舌面上津液多，湿重热轻	宜多食黄瓜、苦瓜、薏米等清热祛湿的食物
舌淡苔黄腻，舌面上的津液较多且伴有齿痕	体内有湿热，过食冷饮或服药过度，导致湿热未去，体内阳气已伤，则出现齿痕舌	少吃生冷油腻的食物，以免湿热未去，伤了阳气。但可以适当多吃一些丝瓜、莲藕、芹菜、冬瓜等甘寒性凉的食物

【易患人群】水肿、肥胖、贫血、慢性肾炎、B族维生素缺乏、不爱运动等脾气虚的人群。

> **医师叮咛**
>
> 虽然齿痕舌多与胖大舌相伴而生，但舌体正常或瘦薄的人，也可能出现齿痕舌。这主要是因为气虚或气血两虚，舌体不充盈，舌质张力不足引起的。

第四节 舌苔大有讲究，教你简单辨别

舌苔由脱落的上皮细胞、唾液、细菌、食物碎屑以及渗出的白细胞等组成。中医认为，舌苔由胃气而生，正常的舌苔是白薄苔。如果身体出现异常时，舌苔的薄厚和色泽都会出现变化。舌苔的变化主要用来判断外邪的深浅、轻重，以及胃气的盛衰。

薄苔——正常或病情较浅

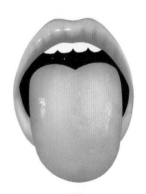

薄苔

【舌象特征】舌苔的厚薄可以以"见底"和"不见底"为标准，薄苔就是通过舌苔能够看到舌质颜色的舌象。舌头无苔或少苔，多代表正常或脾胃虚寒。

【临床意义】观察舌苔的厚薄，可以探测病邪的深浅。薄苔属于正常舌苔。如果患者出现薄苔，也说明疾病轻浅，初见表邪，但正气未伤。所以薄苔常见于正常人或体表受了风寒的人，也就是说薄苔主外感表证，或者内伤轻病。

【形成原因】舌苔由薄转厚，表示病邪从表转里，病情由轻转重。舌苔由厚变薄，多表示正气恢复，病情逐渐好转。

有时候我们会发现，自己的舌头越来越红，都"红过头"了。那么无疑就是舌苔越来越少、越来越薄的原因了。当舌头表面光滑如镜、发红，完全看不到舌苔的存在，中医称之为镜面舌，西医则称为萎缩性舌炎。

> **中医词汇释义**
>
> 镜面舌，指舌部上皮全层变薄，舌肌萎缩，舌面发红、光滑如镜面，又称为萎缩性舌炎。镜面舌的出现主要与全身性疾病相关，比如贫血、营养不良、烟酸缺乏症、干燥综合征、念珠菌感染等，多见于中老年女性。如果出现镜面舌，建议及时去医院进行检查，鉴别诊断病情，然后对症治疗。

厚苔——肠胃积滞

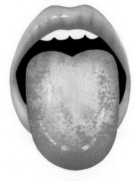

厚苔

【舌象特征】厚苔就是舌苔"不见底"，即舌苔增厚，无法通过舌苔看到舌质颜色的舌象。

【临床意义】厚苔是胃气夹湿浊邪气熏蒸所致，所以厚苔是病邪从机体表层逐渐深入体内的表现。

【形成原因】出现厚苔，一般是病邪滞留在体内比较久了，即病情由轻转重，或有肠胃积滞的现象。

厚苔相关舌象及病因病机分析

舌象特征	病因病机分析	防治原则
厚白苔	多为积食或体内有痰湿	多吃山楂、山药、红薯、薏米等健脾胃祛痰湿的食物
黄厚腻苔	消化不良引起的胃里饮食积累，时间长了产生湿热，会伴有大便干燥、有口臭、脾气暴躁、老想喝水等症状	多喝水，多吃新鲜蔬菜，少吃辛辣油腻的食物，控制盐和油的摄入

　　还有一种比较常见的情况是舌苔厚薄不一，比如舌头的某些部位发红，但某些地方发白，就像地图一样，还会四处转移、变换形状。这种舌象有一个非常形象的俗名叫作地图舌。地图舌主要和遗传、免疫、心理以及内分泌等因素有关，不过如果没有明显不适的话，不需要治疗。当然，如果已经对日常生活产生影响了，或者超过两周这些斑块还没有消失，最好去医院让医生仔细检查一下，以免发生某些病变。

医师叮咛　舌苔的厚薄变化，一般是渐变的过程，但如果薄苔突然增厚，提示邪气极盛，迅速入里；厚苔骤然消退，舌上无新生舌苔，为正不胜邪，或胃气暴绝。

滑苔——精神不济

　　【舌象特征】舌面的水分过多，望之水滑，甚至一伸舌头就涎流欲滴，用手指轻压即感到湿滑的舌象，称为"滑苔"或"水滑苔"。

　　【临床意义】滑苔是水湿之邪内聚的表现，主湿，主寒。寒湿水饮是标，脾肾阳虚是本。

　　【形成原因】多因寒湿内侵或阳虚不能运化水湿，导致水湿聚集，上泛于舌而造成的。多见于脾、肾等阳虚而水湿痰饮内停者。

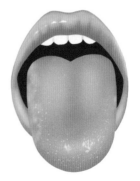

滑苔

滑苔相关舌象及病因病机分析

舌象特征	病因病机分析	防治原则
薄白滑苔	脾胃微寒，或者气血不足	小米粥、山药粥可温阳脾胃，大枣、阿胶可以补气益血
厚白滑苔，舌边或舌尖淡红	脾胃有寒湿，表里证皆有	若口不干、舌不燥，而头痛发热，无汗恶寒，宜吃羊肉、猪肝、大葱等辛温而发汗的食物
厚腻滑苔，舌胖而边有齿痕	脾胃湿气重	建议喝薏米绿豆粥，或者吃西瓜，以健脾运湿。如果食疗不能缓解，需要去医院就诊，尤其是有消化道疾病的患者，更应该及时去医院就诊

【易患人群】阳虚体质者，脾胃虚寒或身体湿气较重的人群。

医师叮咛

如果出现滑苔舌象，伴有身体易疲劳、精神不济、有气无力等现象，表示身体处于各种功能下降、免疫力降低的状态。滑苔表示身体存在虚寒之证，但同时还要注意舌头的大小和舌边缘的齿痕，以判断由脾胃虚寒引起，还是因其他脏腑有寒湿滞留引起。

燥苔——吐泻伤津

【舌象特征】望之舌苔干燥，用手指轻压干燥无津液，甚至舌苔干裂，称为"燥苔"或"干燥苔"。

【临床意义】燥苔大多提示，体内津液已伤，或津液输布障碍。其中轻者为干苔，重者为燥苔，二者说明津液耗伤的程度不同。

【形成原因】最常见燥苔有三种：舌苔干燥而色黄者，表示胃热炽盛，损伤津液；舌苔干燥而色黑者，表示热极伤阴；若舌苔干燥色黑而且有刺者，则表示热极。

燥苔相关舌象及病因病机分析

舌象特征	病因病机分析	防治原则
白燥苔	外感燥邪，导致津液不足，或因肺气不足导致气不化津，则苔薄而白燥	泡茶或煮粥时放入梨、甘草等生津润燥的食材，补益脾肺，促进津液生成
黄燥苔	胃热炽盛	最好让中医把脉望诊，服用一些清胃泻火的中成药
黑燥苔	热证非常严重，常伴有怕热喜冷为主的症状	需要及时去医院就诊，对症治疗

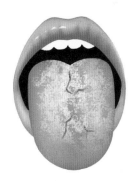 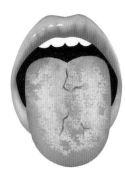 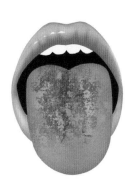

干燥偏白　　　　　　　干燥而色黄　　　　　　　干燥而色黑

【易患人群】热性体质者，或高热、大汗、上吐下泻后容易出现这种舌象。

医师叮咛

舌苔干燥缺少津液称为燥苔，舌苔润滑多津液称为滑苔。舌苔的燥润主要反映体内津液的盈亏和输布情况。滑苔是体内水湿聚集的表现，主痰饮、主湿；燥苔提示体内津液已伤，高热、大汗或吐泻后容易出现燥苔，燥苔进一步发展会形成糙苔（舌苔像沙砾一样粗糙），多见于热盛伤津之重症。

剥苔——胃气不足

【舌象特征】舌苔白腻，且全部或部分剥落的苔质。

【临床意义】观察舌苔的剥落，可了解胃气胃阴的存亡及气血的盛衰，从而判断疾病预后情况。舌红苔剥落多为阴虚；舌淡苔剥落，多为血虚或气血两虚；镜面舌而舌色红绛，说明胃阴枯竭；舌色白如镜，甚至毫无血色，说明血虚或阳气虚衰；舌苔部分脱落，未剥处仍有腻苔者，为正气亏虚。

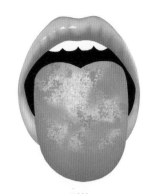

剥苔

【形成原因】中医认为，舌是脾胃的外候，脾经从胃向上直行至舌体，而舌苔的形成就是由胃气熏蒸所生。所以剥苔的出现，是脾胃亏虚，以致舌苔生成有碍。舌苔从全到剥是胃的气阴不足、正气衰败的表现。舌苔剥脱后，又生薄白苔表示邪去正胜，为胃气渐复的佳兆。

剥苔相关舌象及病因病机分析

舌象特征	病因病机分析	防治原则
舌苔花剥，舌质淡白，时消时现	脾气虚弱，胃气不足	小米粥是最好、最常见养脾胃的食物，同时还可以加入莲子、玉米、山药、大枣等健脾利胃的食材
舌苔剥如地图状，可呈多处剥脱，长年不消，游走多变	气阴两亏。阴虚生内热，伴低热，盗汗，大便干燥；气虚则神疲乏力	宜食玉米、红薯、牛奶、瘦猪肉、赤小豆、山药、香菇、木耳、胡萝卜等益气养阴的食物，少食辛辣、刺激、油腻性食物，同时要养成良好的生活习惯，早睡早起，晚上不要熬夜

【易患人群】儿童（尤其是6个月以上的婴幼儿），先天体弱者，脾胃虚弱者，慢性病患者等。

腻苔——湿浊蕴结

【舌象特征】舌面上罩着一层油腻状黏液，均匀成片，紧贴舌面，中厚边薄，揩之不去，刮之不脱，称为腻苔或苔腻。

【临床意义】表示体内必有湿浊痰饮或者积食的病理变化，比如急慢性肠胃炎等。

【形成原因】积食或脾胃湿盛都可引起腻苔，但舌象和伴随症状有所不同。

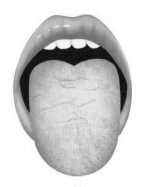

腻苔

厚苔相关舌象及病因病机分析

舌象特征	病因病机分析	防治原则
舌色发红，舌苔为白腻苔，或黄腻苔	积食是体内有火，所以舌色往往发红，起初舌苔可能是白色，如果火热（热证）未消失且进一步加重后，则可能出现黄腻苔	健胃消食，多吃温和易消化的食物，避免吃肥甘厚腻的食物，平时可以用山楂泡水喝，早晚用米粥代替不宜消化的油条、荤汤之类
舌色淡白，舌苔白腻并伴有水滑或涎液，还多伴有齿痕	寒湿困脾，多因饮食不节，嗜食生冷，或淋浴涉水，居所过于潮湿导致体内湿气严重。多伴有食欲不振、腹胀便溏、四肢肿胀、女性白带量多等症状	平时在食材中多加入生姜、附子等温阳食物，以补阳气。如果大便黏马桶说明湿气太重，可以喝红豆薏米粥缓解。同时还要杜绝易生湿气的生活习惯产生，比如不淋雨、不吃生冷食物等
舌色发红，舌苔黄腻	脾胃湿热，即湿热蕴结于脾胃，导致脾失健运胃失纳降形成。伴有胸胀闷，发热，口内黏腻，肢体发困发沉等症状	清热化湿，可用薏米、黄连、通草、栀子等泡水喝

【易患人群】饮食不节者，爱吃肥甘油腻食物者，贪凉饮者等。

医师叮咛 用手或者压舌板等擦拭舌苔，能够擦掉的话，表示舌苔比较松，说明正气充足；擦不掉刮不下来的话，说明腻苔颗粒比较致密，好像罩着一层油腻状黏液，这种情况多是湿、热、痰等盘踞体内造成的。

腐苔——内热过旺

【舌象特征】一种比较厚的舌苔，苔质颗粒较大且根部疏松，舌中和舌边皆厚，像豆腐渣铺在舌面上一样，刮之易去。

【临床意义】腐苔多属热证，因胃中的热气较盛，胃中的腐浊之气蒸腾上泛，聚积舌面而形成。所以有"厚腐之苔无寒证"的说法。

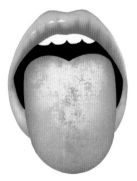

腐苔

【形成原因】积食、病重，或胃中有热。

【易患人群】饮食不节者，爱吃肥甘油腻食物者，病重者等。

> **医师叮咛**
>
> 在一般病程中，舌苔如果有腐而渐退，逐渐生出薄白新苔，说明正气渐生、病情消退；如果生病时间长了，胃气匮乏，不能再继续生新苔，则是病重的表现。

第五节　看看舌苔颜色就知身体毛病

舌苔正常情况下是淡淡的薄白色，但是若色泽有变，比如呈现白、黄、灰、黑等多种颜色，就暗示体内气血运化出现问题了。通过舌苔颜色，我们便能自行推断病势吉凶。如果舌苔由白转黄，表示病邪由表入里，病情由轻转重，性质由寒转热。反之，舌苔由黄转白则是好的现象。

白苔——正常舌苔或病在体表

【舌象特征】舌苔呈白色，铺于舌面，舌面均匀。舌苔薄白而润为正常人的舌苔，或者，苔薄白也可表示病在体表而未入里。

【临床意义】白苔在临床上最常见的，其他颜色的苔被认为是白苔基础上转化而形成的。白苔一般属肺，主表证、寒证，常见于外感风寒。特殊情况下，也有热证而见白苔者。

【形成原因】现代人多数都是白色舌苔，因为常吃冷食、喝冷饮而引起。如薄白而润为风寒；薄白而燥为风热；寒湿之里证可见白而厚腻之苔。

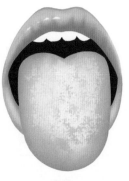

白苔

白苔相关舌象及病因病机分析

舌象特征	病因病机分析	防治原则
薄白润苔	苔色发白，舌面干润适中，属于正常的舌苔。如果生病了，则说明病情轻，还没伤害到脏腑内部，所以舌苔无变化	—
薄白干苔	见于外感热邪，损伤了津液，多伴有舌尖红的症状	多喝水，及时补足水液就行
薄白滑苔	多是体内有寒湿，寒湿蕴结在脾胃内所致	除了注意身体保暖，食物也要尽量以温热为主，不吃生冷食物，多运动，多喝热水，以温阳身体，从而排出寒气和湿气
白厚腻苔	多见于饮食不节，简单说就是吃多了不消化	一定要注意多吃清淡的食物，而少吃油腻不消化的食物
白厚腻干苔	脾胃有热，湿浊停留体内	多吃西瓜、苦瓜，喝菊花茶
积粉苔	苔白厚如积白粉，用手指轻压涩而不燥。说明湿热内蕴，多属于热证初期	建议尽快去医院就诊，将疾病扼杀在摇篮中
白燥苔	苔白或薄或厚，干且硬，有裂纹，用手指轻压粗糙，说明热气炽盛深入，伤害到了津液	要多吃苦瓜、莲子心等清热凉血的食物

【易患人群】正常人群，病症初期以及疾病的恢复期。

黄苔——由寒化热

【舌象特征】舌苔呈现黄色，多分布在舌根或正中沟部位，也可以布满全舌。

【临床意义】黄苔是常见的病理苔色，小部分健康人中也可见黄苔。黄苔主里证、热证。

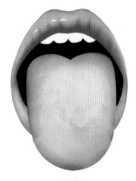

黄苔

中医词汇释义

里证：病变部位在脏腑，病情较深。热证：俗称上火，形容身体感受热邪，出现某些热性的症状，比如口角糜烂、眼睛红肿、口臭、咽喉痛、牙疼、尿黄等。

【形成原因】出现黄苔，一般和上火、发热及感染炎症而导致的消化功能紊乱关系最大。

黄苔相关舌象及病因病机分析

舌象特征	病因病机分析	防治原则
薄白中带有浅黄苔，色淡黄	多由白苔转化而来，表示热邪刚刚侵入体表，比如风热感冒，或者风寒化热引起的外感	此时可以多喝水
舌苔薄黄而润	热邪由表初入里，里热不严重，还未伤及津液。多伴有咳黄痰、咽干等症状	此时宜多吃能清热解毒的苦瓜、冬瓜、芹菜、百合等
舌苔薄黄而干	此时患者多数不怕冷但怕热，这是因为寒气刚入体内，但脾胃内热伤津	此时宜滋养津液，比如金莲清热颗粒、银翘解毒颗粒等
黄燥苔或黄糙苔	说明患者体内热邪炽盛，津液大伤，病情严重	此时宜泄热清里，因为黄燥苔或黄糙苔多合并复杂的病症，所以用药要根据病情来定

【易患人群】感冒发热者，体内有炎症感染者（比如盆腔炎、肠道感染、溃疡病、尿路结石合并感染等），均可出现黄苔。

> **医师叮咛**
> 根据苔黄的程度，黄苔有淡黄苔、深黄苔、焦黄苔之分，颜色越深说明热邪或炎症越严重。

灰苔——湿浊困阻

【舌象特征】舌苔呈现灰色或灰黑色，常由白苔晦暗转化而成，也可与黄苔同时并见，都属于里证。

【临床意义】主里热证或里湿证，即多见于热病或寒湿病症，比如积食、发热、体内湿气重等。颜色越深，代表病情越重，并有可能转化为黑苔。

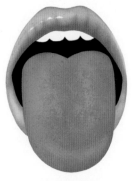

灰苔

> **中医词汇释义**
>
> 里热证：病邪传到体内或脏腑内部积热的病症；里湿证：脾虚或体内阳气不足，导致湿气侵犯脾胃等脏腑内部的症状。

【形成原因】苔色灰而滑润，由脾胃虚寒引起；苔色灰而干燥，为里实热而津伤；苔色灰而黏腻，为痰湿内阻。

灰苔相关舌象及病因病机分析

舌象特征	病因病机分析	防治原则
干燥灰苔，舌色发红	内里有热，多见于外感热病耗伤了津液，多伴有小便赤黄、大便秘结等症状	多喝水，大量喝水，必要时遵医嘱吃一些清热凉血的中成药
润滑灰苔	多伴有腹泻或呕吐、胃痛等症，表示脾胃湿寒，比如慢性胃肠炎、慢性胆囊炎、肝炎等病症	去医院就诊，进行对症治疗
黄腻灰苔	体内有湿热、痰湿	建议去医院就诊，尽量服药治疗，食疗效果不佳

【易患人群】体内有热者，阴虚火旺体质者，湿热体质者，脾胃虚寒者。

> **医师叮咛**
>
> 灰苔和黑苔有时候容易混淆，大家可以这样理解：苔色渐黑即为灰；苔色深灰则为黑。灰苔和黑苔的色泽不同，主病也不尽相同。一般认为，灰苔的主病略轻，黑苔的主病较重。随病情发展与转归，两者又密切相关。

黑苔——邪热加重

【舌象特征】舌面呈现黑色，可有棕黑、灰黑、焦黑直到漆黑等深浅不同之分。黑苔一般在疾病持续一定时日后出现，多由灰苔或焦黄苔转化而来。

【临床意义】黑苔常见于病情较为严重、危急之时，不是热极就是亏虚至极。

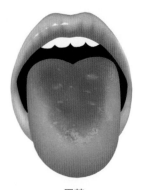

黑苔

【形成原因】黑苔的形成原因和灰苔大致相同，但黑苔常出现在疾病的严重时段，是病情加重和恶化的表现。中医认为，黑苔是寒证和热证发展到极端的表现。

【易患人群】重度烟民，不注意口腔卫生者，脾胃消化能力差的人，体内有炎症（比如肺炎、肾炎等）感染者，尿毒症、内脏衰竭等某些重危患者。

> **医师叮咛**
>
> 黑苔并不都是重症，年纪大不注意口腔卫生、有顽固性口腔疾病者、吸烟者等都有可能出现黑苔。但除了这些情况，黑苔是需要引起重视的，而且我们全身上下任意一处发黑，都比其他情况要更应该引起重视，需要及时去正规医院就诊。

第六节　观察舌体运动状态，运动受限要当心

舌体的运动状态，简称舌态。舌态有正常舌态和病理舌态两类：正常舌态是指舌体活动灵敏，伸缩自如；病理舌态有舌歪斜、舌僵硬、舌痿软等情况。

正常舌态是这样的

舌态的变化是脏腑功能和气血盛衰的反映，临床可通过望舌的运动状态来判断、辨析疾病的轻重及预后情况。

正常的舌态是指舌体屈伸活动灵便，伸缩自如。正常舌态说明人的气血充盛，经脉通畅，脏腑健康。

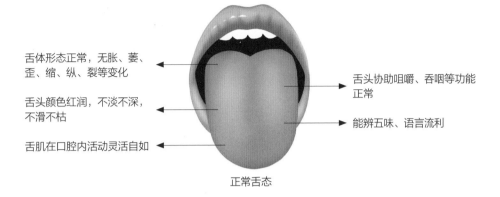

舌体形态正常，无胀、萎、歪、缩、纵、裂等变化

舌头颜色红润，不淡不深，不滑不枯

舌肌在口腔内活动灵活自如

舌头协助咀嚼、吞咽等功能正常

能辨五味、语言流利

正常舌态

歪斜舌——小心中风[①]

【舌象特征】顾名思义，伸舌偏斜一侧，或左或右，舌体不正，称为歪斜舌。

【临床意义】多因肝风内动，使舌头一侧的经脉阻塞，受阻一侧的舌肌迟缓，收缩乏力，而未阻的健侧则舌肌力如常，故伸舌时偏向一侧歪斜。

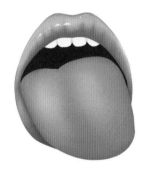

歪斜舌

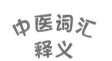

中医词汇释义

肝风内动是中医的说法，意思就是肝阳旺盛，容易引起头痛、头晕、肢体活动不利等症状，这主要与情绪变化、精神紧张、压力过大有一定的关系，建议去医院进行系统检查，并在医生的指点下进行调理。

【形成原因】歪斜舌常见于中风患者，或中风前兆，也有少数是局部性疾病，即舌下神经麻痹或面神经麻痹等引起的。但无论哪种原因，都是支配舌肌运动的神经出现了问题，舌肌无法及时正确接收到信号，所以无法进行正常的

注①：中风为中医病名，西医又称脑卒中、卒中等。

伸缩活动。伸舌时就会因为一侧舌肌麻痹无法运动，而另一侧舌肌接收到信号牵引舌伸出，表现出来的就是舌头向舌肌麻痹的一侧偏。同时多伴有流口水、语言不清等症状。

【易患人群】老年人、脑血管病患者。

> **医师叮咛**
>
> 脑血管病是老年人的一大杀手，老年人需提前识别身体早期发出的信号，了解中风的先兆症状，及时进行饮食控制、药物干预、情志调节等方法，可以减少卒中风险，降低发病率。临床案例显示：绝大多数患者在中风前是有征兆的，其中舌歪斜、舌僵硬不灵活就是中风前兆的症状，还有就是口角歪斜、忽然说话不灵活吐字不清，甚至失语，但持续时间短，可反复发作，大家应对其高度重视。

强硬舌——中风前兆

【舌象特征】舌体板硬强直，运动不灵，以致说话吐字不清，被称为强硬舌。

【临床意义】多见于热入心包，高热伤津，痰浊内阻，中风或中风前兆等。

【形成原因】多因外感的热邪侵入心包，扰乱心神，使舌失去主宰（因为心开窍于舌）；或高热耗伤阴津，使舌上的筋脉失于濡养而变得僵硬不灵活；或因肝气郁结，化火生风，同时脾虚失运，造成痰湿瘀积，风痰阻滞舌体脉络所致。"凡

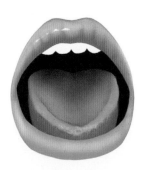

舌僵硬不灵活

红舌强硬，为脏腑实热已极。"说明强硬舌不是一般的局部病变，而是关系到内脏的病变。而观察舌态，也是神经内科用来诊断病人颅脑内病变的手段之一。

强硬舌相关舌象及病因病机分析

舌象特征	病因病机分析	防治原则
舌强硬而舌色红绛少津	体内热邪炽盛，扰乱心神。舌为心窍，所以舌体强硬而语涩，多半是心脏有恙，故多伴有神志不清等症	多吃苦瓜、百合、莲子心、苦丁茶等清心开窍的食物，也可在医生指导下用药
舌强硬而舌色红绛，有干硬厚苔堆积	高热导致身体缺水，舌的筋脉就像干枯的树条失去韧性，而表现为强硬舌。多伴有高热面赤、抽搐等症	一定要多喝汤汤水水，多吃西瓜、梨等清热生津的食物，及时补液
舌头强硬，舌体胖大，舌苔厚腻	体内的垃圾毒素太多阻滞了经络的运行，导致舌体筋脉气血运行不畅，变得板直僵硬。如果伴有半身不遂、口眼歪斜、肢体麻木等，多为中风前兆	有中风前兆则及时按中风前兆进行治疗，平时饮食一定要多吃利于血管流通的西红柿、西蓝花、莴笋、洋葱等蔬菜

【易患人群】缺血性脑血管病、中风前兆、脑供血不足者等。

医师叮咛　有时候正常人也会出现短暂的强硬舌。多出现在长期不运动、不开口吃饭或说话的人身上。比如一个人长时间坐火车，漫长的等待，嘴巴和胃都不活动，忽然想张口时舌头可能会出现一过性的强硬不灵活。这是正常现象，只要活动一下，慢慢就会恢复过来。

痿软舌——由筋脉失养所致

【舌象特征】舌体软弱、无力随意屈伸转动，痿软不灵，称为痿软舌，也称舌萎、萎软舌。

【临床意义】主虚证，多因气血虚极，阴液亏虚，不能上荣于舌所致。

【形成原因】痿软舌可能由气血俱虚、热灼津伤、阴亏已极等原因造成。无论是哪种原因，都是舌肌的筋脉失养所引起的，而且不同的病因病机呈现的舌象也略有差异。

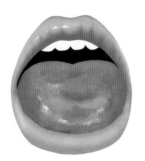

痿软舌

痿软舌相关舌象及病因病机分析

舌象特征	病因病机分析	防治原则
舌体痿软而色红绛，少苔或无苔	外感热病后期，严重者阴液枯竭	清热养阴生津
舌体干红而痿软	阴虚火旺，舌失所养	滋阴降火
舌体痿软而舌色淡白无华	气血虚衰，舌脉失养	补益气血

【易患人群】体内有热病者，阴虚体质者，久病导致气血亏虚者。

**医师
叮咛**

舌态和舌形是不同的，比如同样是伤阴伤津，在上一节的舌形变化中提到，当津液不足时，舌头就会出现裂纹，就像大地干涸出现裂缝一样，是指"舌形"的变化。而痿软舌也是由伤阴伤津引起，就像苹果放久了脱水起皱一样，不仅"舌形"上变小、不饱满，"舌态"上也萎软不精神。所以在病情程度上，痿软舌比裂纹舌要更严重。

第七节　不可忽视舌下络脉，小细节预示大问题

舌下络脉，又称舌底络脉，是指位于舌系带两侧的纵行经脉。观舌象不要忽视舌下络脉，舌下络脉可以反映气血的运行状况。

正常的舌下络脉是什么样的

前面介绍过，正常人的舌脉管径小于2.7毫米，长度不超过舌尖至舌下肉阜的3/5，颜色为隐隐淡紫。脉络无怒张、紧束、弯曲、增生，排列有序。

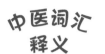

中医词汇释义

舌下肉阜：在舌系带终点两侧，有一对小的圆形黏膜隆起，即为舌下肉阜。

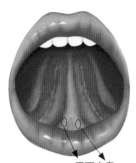

舌下肉阜

如何诊舌下络脉

望诊舌下络脉，主要观察其颜色、形态、粗细及舌下小血络等变化，以及是否有斑点、瘀斑或红肿等。舌下络脉的病理变化，主要表现在色泽和形态两方面。比如颜色青紫、淡紫、紫红等都提示血瘀病变的存在，后面会详细介绍。

望舌下络脉的方法

准备姿势：让患者端坐，面向光亮处张口，舌体向上腭方向翘起，舌尖轻抵上腭，使舌下络脉充分显露。切记翘舌不要太过用力，以免影响气血的运行，进而导致舌脉呈现异常颜色。

观舌下络脉的顺序

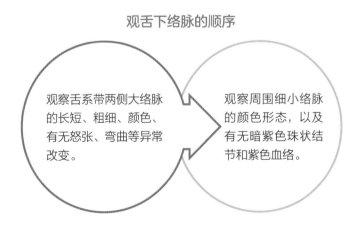

观察舌系带两侧大络脉的长短、粗细、颜色、有无怒张、弯曲等异常改变。

观察周围细小络脉的颜色形态，以及有无暗紫色珠状结节和紫色血络。

临床意义

舌下络脉的变化有时会出现在舌色变化之前。因此，望舌下络脉是分析气血运行情况的重要依据。望舌下络脉的颜色可以判断气血运行是否通顺；望舌底润泽与否可知津液的输布情况。

舌下络脉的颜色

淡红色及红色提示体内有热

舌下络脉呈现淡红色或红色，多见于体温升高，体内有热或炎症，且病情处于轻浅阶段，还没有伤及气血脏腑内部。《舌鉴辨正·红舌总论》中提到"色赤红者，脏腑俱热也。"赤色即红色，主热，其形成原因与两方面有关。

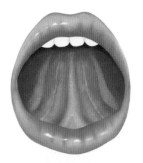

舌下络脉淡红色

1. 体内有热：气血沸涌，舌下络脉色红而充盈饱满。此时的治疗原则是以泄热为主，可用黄连、栀子、金银花等泡水喝。

2. 阴虚生内火：阴虚水涸，虚火内盛，则舌下络脉色红而细小短束。此时的治疗原则应该以滋阴清热为主。常用的药材有麦冬、桑叶、玉竹、北沙参等。

淡紫色及紫色提示络脉不通

舌下络脉呈淡紫色或紫色，脉形粗长怒张，或细短紧束，小络脉淡紫色或暗红弯曲，临床常见的病症有水肿、痛经、闭经、中风、半身不遂、肢体麻木等，多属于体内被寒气侵袭，因寒性凝滞、脉络不通所导致的络脉发紫，可用当归、桂枝、白芍、通草、白术、干姜等泡茶、煮粥或煲汤。如果是气虚导致血液运行无力，则应行气活血，可用黄芪、党参、白术、陈皮、当归等泡茶、煮粥或煲汤。

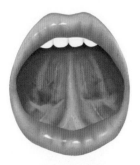

舌下络脉淡紫色

蓝色及青紫色提示身体有寒

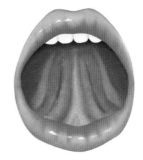

如果舌下络脉呈蓝色或青紫色，多为气血运行不畅导致的体内寒气瘀滞。这类患者的舌脉比较水润，在治疗上以温阳散寒、行气活血为主。宜多食用生姜、韭菜、香菜、洋葱等温阳散寒的食物，以及白萝卜、山楂、柑橘等行气活血的食材。

舌下络脉蓝色

舌下络脉呈蓝色或青紫色，还有一种情况是肝失疏泄、气机不畅导致的络脉阻塞。这种舌象除了舌下络脉异常外，舌质也比较晦暗，治疗则应该以疏肝理气、行气活血为主。宜多用玫瑰花、合欢花、山楂等泡茶喝，既可以疏肝理气，又可能活血化瘀。

舌下络脉的形态

舌脉粗长如网，提示血管堵了

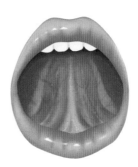

当身体有瘀滞时，气血循环不畅，舌下络脉粗胀增长，呈紫色或紫黑色的网状，就是俗话说的"爆青筋"，此类舌象者要防范心脑血管病。

对于心脑血管病患者来讲，舌下络脉的长短、粗细、色泽、滑涩等特征，可以代表络脉瘀滞的轻重程度。

舌下络脉粗长如网

舌下络脉瘀滞程度

病因类型	特征分析
Ⅰ级瘀滞	这种心脑血管病患者的主要症状是：时发心悸，胸闷，健忘，睡眠质量差，心情烦躁或忧郁等。此时患者主静脉增粗1/5，色泽淡红微青，无明显怒张感，结节微小似无；分支不明显，似有结节；毛细血管不清晰，但见明显斑点
Ⅱ级瘀滞	这种心脑血管病患者的主要症状是：明显阵发性头晕、头胀或头痛，心悸，胸痛，气紧或憋气，下肢浮肿。此时患者主静脉增粗2/5～4/5，色泽青紫，有明显怒张感，结节明显；分支有怒张感；毛细血管现明显斑点
Ⅲ级瘀滞	这种心脑血管病患者的主要症状是：阵发性眩晕欲倒，头痛乏力，胸痛憋气，口唇紫绀，面目浮肿，时有冷汗，或偏瘫失语，昏迷不醒。而阵发性心绞痛以三级瘀滞最为常见。此时患者主静脉增粗1倍以上，色泽明显暗紫，怒张与结节明显；分支变粗，怒张与结节明显；毛细血管增粗，斑点比Ⅱ级瘀滞更明显，甚至会形成点状结节

舌脉曲张，提示气滞血瘀

中医认为，舌下络脉和心脏、肝脏有着密切关系，当身体内部有瘀滞或痰湿存在时，就会导致舌下络脉出现病理变化。舌脉曲张，提示气滞血瘀，多由心脏的功能障碍导致的。我们知道，心主血脉，当心脏的摄血功能受到影响时，就会导致血液循环减弱，引起静脉血瘀，压力增高，从而出现舌脉曲张的现象。所以，临床上可通过观察舌下络脉曲张的程度来推断心脏的功能，尤其是右心功能不全的程度。

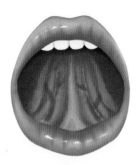

舌脉曲张

中医词汇释义

痰湿：中医病证名。这里的"痰"不是指一般概念中的痰，而是指人体津液的异常积留，是病理性的产物。"湿"分为内湿和外湿，内湿是因体内消化系统出现障碍，导致进食到体内的水分、津液等液体聚停在体内形成内湿；外湿是指空气潮湿、环境潮湿等外在潮气侵犯人体而致病。

还有一些原因，也可能导致舌下络脉曲张。

舌下络脉曲张的其他因素分析

病因类型	病因病机分析
肝脏功能失调	肝主疏泄，有调畅气机的功能。当肝脏功能失调时，就会影响人体内气机的疏导，出现气滞血瘀的现象，造成舌下络脉曲张
肺功能失调	肺主气，司呼吸，有推动血液运行的作用，所以当肺功能失调时，就会影响血液的运行，出现舌下络脉曲张，并伴有胸闷、气急等症状
体内有肿瘤	临床案例发现，肿瘤患者舌下络脉曲张的发生率可达49.7%

舌下瘀斑、瘀点颗粒是血瘀的象征

　　舌下出现瘀点或瘀斑，且分布在舌系带的两侧，无论是色泽暗红还是紫红，都是血瘀的重要表现。临床多见于慢性支气管炎、冠心病、慢性肝炎等有血瘀的患者。

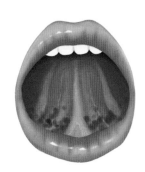

舌下有瘀斑

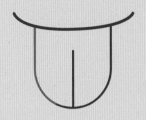

第四章

依据舌象辨体质，
有效调养好身体

中医把人的体质分为九种类型：平和质、气虚质、阳虚质、阴虚质、痰湿质、湿热质、血瘀质、气郁质、特禀质（过敏质）。除平和质外，其余八种类型的体质都会表现出不同的症状，在舌象上更会有显著的区别，本章就教大家如何根据舌象辨别自己的体质，以便大家有效调养、改善体质。

第一节 总喊累？气虚体质跑不了

你可能常常听医生说，"气血不足""气滞了""气郁了"……那么，到底什么是气呢？《黄帝内经·素问》中说："人之所有者，血与气耳。"也就是说，人能有健康的身体需依靠体内的血与气运行。其中，"气"被当作维持人体正常运转的物质基础，可见气的重要性。那什么是气呢？中医学认为，气是介于有形和无形之间的一种物质，虽然看不见，摸不着，但却功能强大。

1 推动作用

气能推动人体内各脏腑器官、组织的生理活动正常进行，推动精、血、津液的生成、运行及代谢等。

2 防御作用

气可保护肌肤表面，防御外邪入侵，提高机体的抵抗力。

3 温煦作用

气是人体热量的来源，可温暖人体，维持各组织器官、经络的正常运转。

4 固摄作用

气能固摄人体内血液的循行，以及促进汗液、尿液、唾液、胃肠液等分泌物的分泌和排泄，以防止其无故流失。

5 气化作用

通过气的运动使精、气、血、津液进行各自的新陈代谢及其相互转化。

6 营养作用

气能够为机体各脏腑组织提供营养物质，以维持其正常的生理功能。

7 中介作用

气无处不在，既能充当各脏腑之间传递信息的载体，又能帮助维持脏腑之间的协调性。

总之，气是维持人体生命活力的基础物质，是人体各脏腑器官活动的能量来源。气虚体质的表面意思就是气不足了，气不够用了，人体就会暴露出一系列的虚弱症状，比如常会感觉疲倦乏力、一动就出虚汗、头晕眼花、心慌气短、不爱说话、胃口不好、比别人更容易感冒等。同时，还可能导致脏腑功能减退。因此，养气至关重要。

气虚体质典型特点

体形虚胖： 从体形上看，气虚体质的人多是胖子，且是虚胖，肌肉松软不实，正所谓"其人肥白，多属气虚"。

气短懒言： 由于中气不足，所以气虚体质的人讲话声音常低弱无力，听起来有点怯声怯气，说话多了还会喘气停顿，有种接不上气的感觉。而且不爱说话，多说几句都觉得累。

疲惫乏力： 气虚体质的人精神上总感觉很疲惫，无精打采，没精气神。全身没有力气，体力差，多走几步路就觉得累，总想坐着、躺着。

易出汗： 气虚体质的人特别容易出汗，有些人甚至坐着不动都会出汗或者稍微一动就心慌、大汗淋漓，这其实就是所谓的出"虚汗"，是由于气失于对汗液的固摄所造成的。

面白无光： 气虚则无力推动血液循行，所以，气虚体质的人大多面色淡白，没有光泽，口唇颜色也比较淡，跟同龄人相比，面部肌肉比较松弛。

经常腹胀： 气虚体质的人食欲都比较差，勉强吃了饭也不消化，感觉都堵在胃里，胀得难受，这是因为脾气过于虚弱，无法正常运化水谷精微之物所致。

大便不成形或排出困难： 气虚了，对大便的固摄作用降低，所以气虚体质的人常大便不成形，甚至会从体内滑脱。另外，还有一些气虚体质的人虽然大便不干硬，也有便意，但却需要用很大的力气才能排出，而且还会出很多汗，便后乏力，这其实就是气虚使大肠传导无力所致的。

容易感冒，且易反复： 气虚体质的人每到换季的时候特别容易感冒，稍微遇到冷风吹就喷嚏不断，进而出现鼻塞、感冒、咳嗽等，而且病情绵延，不容易好，即使好了，稍不注意就又会复发，这些都是由体内正气虚、无法抵御外邪侵袭导致的。

气虚体质的自测判断

□ 1. 经常感觉周身倦怠乏力吗？

□ 2. 是否说话没力气，不想说话，或者说话时有上气不接下气的感觉？

□ 3. 动不动就感冒、咳嗽吗？

□ 4. 总懒得动，不喜欢外出或走动，总想坐着或躺着吗？

□ 5. 稍一运动，就感觉累、憋闷、出虚汗吗？

□ 6. 容易出现头晕，或站起时容易出现眩晕、眼花昏暗的现象吗？

□ 7. 总是不想吃饭，或者吃饭没滋味儿，饭后腹胀不消化吗？

□ 8. 心情总感觉很烦躁，动不动就发脾气吗？

— 备注 —

根据近一年的身体表现，你有四项以上打√，可以判断你是气虚体质。

图解气虚体质舌象，一看就懂

气虚体质的人通常舌体比较胖大，舌淡红，舌边有齿痕。这是因为气虚导致体内的水湿无法排出，舌头因为水分太多而胖大，而胖大的舌头长时间受齿缘压迫而致有明显齿痕。另外，舌苔越多、越厚，说明气越亏虚，体内的湿气也越重。

不同的人也会因为心气虚、脾气虚、肺气虚、肾气虚、肝气虚的不同，使舌象在细节上稍有不同，这就需要我们自己多去留心观察。

心气虚舌象

1. 舌体胖嫩，舌质淡白，舌边有齿痕，苔白，舌面水滑，是心气虚的表现。

2. 如果舌质暗紫或有瘀斑，说明心气虚导致心血瘀阻了。

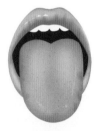

气虚舌象

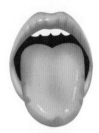

心气虚舌头

3. 常伴有心悸、气短、多汗、神疲体倦等症状。

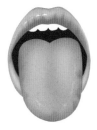

脾气虚舌象

1. 舌体胖大，舌头颜色淡，舌苔薄白，舌体两边有明显的齿痕，是脾气亏虚的表现。

2. 如果舌体两侧齿痕总数小于5个，说明脾虚相对较轻；如果齿痕数大于5个，则说明脾虚较严重。

脾气虚舌象

3. 如果舌体胖大，舌质淡红，但舌苔薄白腻，舌面有细碎的裂纹，说明已经气血两虚了。

4. 如果舌头两边的齿痕不明显，但舌头中间有明显的裂纹，说明脾胃气虚。

5. 如果舌体两边有齿痕，舌质暗红，且舌头的中后部有黄腻的舌苔，提示脾气虚使下焦出现痰湿，且有化热的趋势。

6. 如果舌体稍胖大，舌质淡红，舌苔薄白，舌尖有分散的瘀点，是长期正气亏虚、气虚血瘀的表现。

7. 如果舌体胖大，舌质嫩，舌色偏红，无苔如镜面，是典型的脾气阴两虚舌象。

8. 常伴有脘腹虚胀、神疲倦怠、食欲不振、大便溏薄或泄泻等症状。

肺气虚舌象

1. 舌体大小适中，舌质淡红，舌苔薄白，舌面较湿润。多提示肺气虚。

2. 如果舌体稍大，颜色较正常舌偏淡，舌质较嫩，舌苔发白，且舌体两边有轻微的齿痕，是肺脾气虚的表现。

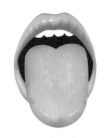

肺气虚舌象

3. 如果舌体稍薄，舌质淡，舌苔白，这是肺气虚弱、久病伤肾的表现。

4. 常伴有少气懒言、动辄喘促、怕风自汗、咳嗽无力等症状。

肾气虚舌象

1. 舌体肥大，舌质淡白，舌两边有齿痕，舌面水滑，是肾气虚的表现。

2. 常伴有腰膝酸软、小便频数而清、女性白带清稀、夜尿多等症状。

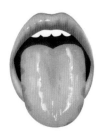

肾气虚舌象

肝气虚舌象

1. 肝气虚的人舌淡苔白，舌头圆圆的，稍微有一点胖大，有点齿痕，伸出舌头时舌面有两条唾液腺，这是肝气不舒导致气滞，进而使水液滞留的表现。

2. 常伴有胁肋闷胀、精神抑郁、胆怯、视物不清、四肢麻木或痿弱无力等症。

肝气虚舌象

补足气，不再虚弱

中医认为，气是构成人体和维持人体生命活动最基本的物质，按照气的主要组成部分、分布部位和功能特点的不同，中医学把气分为元气、宗气、营气、卫气等四种主要类型。而从其本源看，人体的气是由先天之精气、水谷之精气和自然界的清气，通过肺、脾、胃和肾等脏腑生理活动作用而生成。

1. 肺为体内外之气交换的场所，通过呼吸运动，吸入自然界的清气，呼出体内的浊气，化生宗气，以参与一身之气的生成，并总领全身气机的升降出入运动，参与人体新陈代谢的正常进行。

2. 脾胃为气血化生之源，通过受纳、腐熟、升清降浊、运化，将所吃的食物与水化生为水谷精气。水谷精气一部分上输于心肺，参与宗气的生成，并通过经脉布散到全身，以营养五脏六腑；一部分输布至肾脏，滋养元气。

3. 肾为先天之本，贮藏精气，化生元气。元气是人体生命活动的原动力，包括元阴、元阳之气。而肾所藏之精，包括禀受父母的先天之精和从脾胃化生的后天水谷精微。所以，元气充足与否，既取决于先天之精气的充盈，又依赖于水谷精微的滋养。

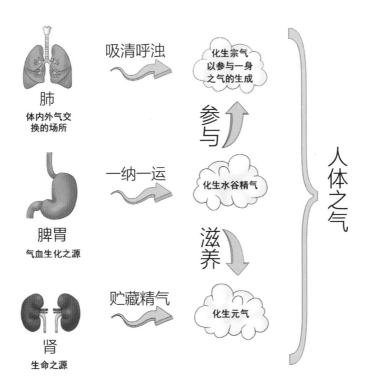

总之，气的生成，一靠肾中精气、水谷精气和自然界清气供应充足；二靠肺、脾、肾三脏功能的正常。如果先天禀赋不足，或营养不良，气血生化无源；或久病、劳伤过度，耗损正气；或年老虚弱，肺、脾、肾等脏腑功能减退，都可能导致气虚，使身体出现一系列的虚弱症状，如疲倦乏力、说话声音小、气短、气喘、面色苍白、精神不济、头晕、畏寒等。

所以，要想从根本上改善身体虚弱的状态，就需要补气，且以补脾肺两脏之气为主，促进后天精气的生化，从而维持正常的生理活动，让身体逐渐强壮起来。

气虚进补，你补对了吗

气虚体质的人身体虚弱，容易气短乏力，要改善气虚体质，关键就是要用科学的方法调补气血。

气血同补，事半功倍

气虚体质的人不能光补气，还要补血，这是因为，气与血是互生共长的关系。中医认为，"气为血之帅，血为气之母。"意思是说，气是血液生成和运行的动力，对血具有"统率"作用；而血是气的物质基础和载体。

气为血之帅 → 气能生血→气旺则血充，气虚则血少
气能行血→气顺则血畅，气虚则血瘀
气能摄血→气虚则失于统摄，出现各种出血病证

血为气之母 → 血能生气→血足则气旺，血虚则气衰
血能载气→血到之处气一定到；大出血时，气随血脱

所以，气虚往往是和血虚同时出现的，气虚体质的人在注重补气的时候也要注重补血，以达到气血平衡、事半功倍的效果。

科学食疗补气血

补气可先从饮食入手，建议气虚体质的人平时注意膳食平衡，养成良好的饮食习惯，多吃补气养血的食物，气虚严重者还可用补气、补血的中药做成药膳，以促进人体生成气血。

	食物	中药
补气	板栗、黄豆、土豆、香菇、鸡肉、鸽肉、牛肉、羊肉、鲫鱼、鳜鱼、鳝鱼、虾	人参、党参、红参、西洋参、太子参、黄芪、白术
补血	动物肝脏、动物血、乌鸡、驴肉、红枣、黑米、黑豆、黑芝麻、木耳	当归、熟地黄、白芍、阿胶、何首乌、桑葚

医师叮咛　气虚体质的人忌吃破气耗气之物，如白萝卜、莱菔子、山楂、槟榔、柿子、薄荷、紫苏叶、荷叶、胡椒等；忌吃生冷寒凉、肥甘厚味、辛辣食物。

参类补气有区别，不能乱吃

参类都有补气的作用，但不同的参功效有一定区别，气虚体质的人千万不能乱吃。下面我们就来看看各种参的正确用法。

人参——大补元气

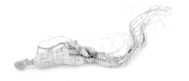

中医认为，人参为补气药之首，性温，味甘、微苦，具有大补元气、复脉固脱、补脾益肺等作用，身体虚弱、气血不足、气短、贫血、神经衰弱等人均可服用，尤其是大汗、大失血、重病或久病等所致的体虚、心悸心慌、肢冷、气短、虚脱、神经衰弱等症状，人参更是其最佳选择。

【适宜人群】一般气虚者均可服用，久病、危重、急症的气虚患者选用人参的补益效果更佳。

【用　　量】3~9克。

【用　　法】①切成薄片含服；②取人参2~3片，放入碗中，加适量水，密闭碗口，放入锅内隔水蒸1~2小时服用；③人参片切碎后用开水冲泡10分钟即可服用。

党参——补气兼能补血

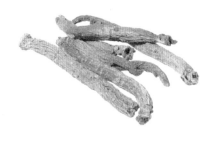

党参也是临床常用的一种补气药，其性平、味甘，归脾、肺经，与人参相比，党参价格低廉，补气的药力更和缓些，且更偏于补脾肺之气，且还能补血，能有效缓解脾气不足所引起的体虚、倦怠、食少、便溏，肺气亏虚所引起的久咳不止、气短心悸、自汗盗汗等症，以及气血两虚所致的疲倦乏力、面色苍白、头昏眼花等症。

【适宜人群】气虚及气血两亏、气阴两伤的轻症患者。

【用　　量】9~30克。

【用　　法】①用温水冲泡服用；②煮粥、煲汤时与其他食材搭配食用；③放入砂锅，水煎10分钟服用。

西洋参——补气兼养阴

西洋参又叫花旗参，味甘、微苦，性凉，能补气兼养阴，清火生津，是气阴双补的佳品。相比起来，人参偏于助阳补气之力胜于西洋参；西洋参补气功效稍弱，却长于养阴生津。所以，凡是那些服用人参后容易上火的人都可以用西洋参来补气。

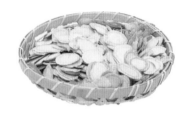

【适宜人群】虚热、口干渴、出大汗等气虚阴亏、虚而火盛的患者。

【用　　量】3~6克。

【用　　法】①每日早饭前和晚饭后各含服2~4片，细细咀嚼咽下；②西洋参1~3片以温水冲泡，喝水再将饮片吃掉；③将西洋参切片，加适量水浸泡3~5小时，再隔水蒸炖20~30分钟，早饭前半小时服用；④将西洋参切成薄片，做菜、煮粥、煲汤时每次放入共煮。

太子参——补气不上火

太子参味甘、微苦，性平，具有补益脾肺、益气生津的功效，用于脾虚食少、气阴两亏、倦怠自汗、肺虚咳嗽、津亏口渴等症。虽然太子参与西洋参都适用于气阴不足、虚而有热的患者，但太子参的补

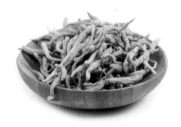

气、养阴、生津与清火之力都不及西洋参，所以，气阴不足的轻症患者可用太子参，而气阴亏虚热盛的患者用西洋参更适合。

【适宜人群】气阴不足、热势不亢的轻症患者。

【用　　量】9~30克。

【用　　法】①放入砂锅中，水煎服用；②煮粥、煲汤时放入太子参共煮。

红参——补气兼温阳

红参性温，味甘、微苦，其气浓香，它是把新鲜人参蒸透，颜色由白变红后的状态。所以，红参的药性更温、火力更

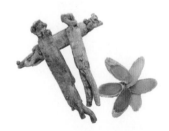

大、功效更强，带有刚健温燥之性，善于振奋人体内的阳气，是气虚、阳虚体质者的首选补品。

【适宜人群】易疲劳、头晕、面色苍白暗淡、怕冷、手脚冰凉的气虚及阳虚体质者。

【用　　量】3~9克。

【用　　法】①将红参切成薄片，含于口中直接嚼食；②将红参切成薄片，煮粥时放入同煮即可；③泡茶服用。

> **医师叮咛**
>
> 参类补气效果虽好，但也并不是吃得越多越好，过量食用，反而会加重气虚症状。以上提供的参类用量为医学建议用量，但建议日常养生保健可先从1克开始服用，逐渐加量最多不要超过9克。如果需要服更大剂量，则需要咨询医生。

关元穴是元气出入关卡，能补元气亏损

关元穴隶属于任脉，又是小肠的"募穴"，小肠之气结聚在此穴，并经此穴输转至皮部。同时，关元穴也是人体元气生发和贮存的地方。关，即枢纽、机关、开合之处，在此指收藏、不外泄的意思；元，即元气。所以，关元穴就是收敛、闭藏元气，不让元气外泄的地方。古人称其为人体元阴元阳交关之处，也是元气的出入关卡，故名"关元"。

人体中的元气是与生俱来的，随着时间的推移，会逐渐消耗而出现亏损，所以为了避免元气亏损，建议大家经常刺激关元穴，以便补充体内消耗的元气，起到培元固本、补益下焦的功效。也可以说，凡是和元气亏损有关的各种疾病，比如下腹虚寒、腰酸、贫血、手脚冰冷、尿频、腹泻、月经不调、痛经、崩漏、带下、不孕、阳痿、早泄等，都可以通过刺激关元穴来改善或治疗。

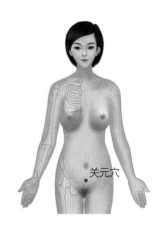

关元穴

定位取穴：位于下腹部，肚脐正下方3寸处。

取穴时，从肚脐向下量取4横指（除拇指外，四指并拢的宽度即为4横指）即是。

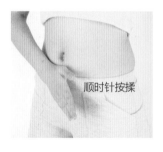

顺时针按揉

刺激方法

1. 按揉法：搓热双掌，将大鱼际放在关元穴处，稍用力，按顺时针方向进行旋转按揉，每次按揉5~10分钟。

2. 温和灸：点燃艾条后，悬于穴位上方，距皮肤8~10厘米，以皮肤感到温热舒适能耐受为度，并避免烫伤。每次灸5~10分钟，每日1次，连灸10次为1疗程。使用艾条不方便的话，也可用扶阳罐温灸，全年可不定时灸3~5个疗程，秋冬季施灸效果更佳。每个疗程为10天 。

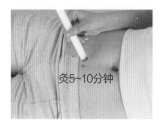

灸5~10分钟

> **医师叮咛**
>
> 无论使用哪种方法刺激关元穴，在操作之前，一定要排空小便，且经期、妊娠期女性不宜刺激此穴。

增加运动，改善气虚体质

除了食疗、穴位之外，要想改善气虚体质，还需要增加运动。运动能让全身的气血畅通，促进血液循环，加强心肺功能。当然，并不是任何运动都适合气虚体质的人，只有符合以下四要素的运动才最有利于改善气虚体质。

1 温和

气虚的人要避免剧烈运动，运动越剧烈，耗损的气越多，气就越亏，所以，一定要选择温和的运动，如各种呼吸法、散步、瑜伽、太极拳、八段锦等，都可以调养气息，改善气虚体质。

2 有氧

有氧运动是指人体在氧气充分供应的情况下进行体育锻炼。运动强度低、富有韵律感、持续时间较长（每次30分钟以上）的有氧运动，最有利于活跃肾气，改善气虚体质。

3 渐进

运动频次和每次运动时间的长短，要根据气虚者的实际情况来定，如果气虚比较严重，可从每天运动5～10分钟开始，等身体适应了，再逐渐延长运动时间，这样可让气虚的症状一点点地改善，避免运动过度，加重气虚。

4 持续

如果每一次运动间隔的时间太长，上一次的运动效果已经消失了，每一次运动就都等于从头开始。所以，建议大家选择适合自己的运动项目，有规律地坚持下去，这样才能从根本上改善气虚体质，重获健康。

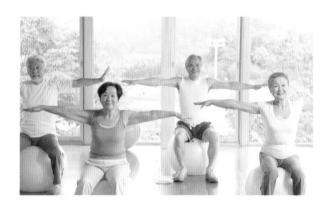

腹式呼吸，培养正气

大多数人一般都采用胸式呼吸，即呼吸时只是肋骨上下运动及胸部微微扩张，许多肺底部的肺泡没有经过彻底的扩张与收缩，氧气就不能充分地被输送到身体的各个部位，就容易发展为气虚体质，时间长了，很多慢性疾病就因此而生。建议气虚体质者一定要学会腹式呼吸法，不仅能培养正气，还能预防很多慢性病。

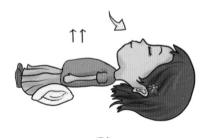

吸气

那什么是腹式呼吸呢？即吸气时，最大限度地向外扩张腹部，胸部保持不动；呼气时，最大限度地向内收缩腹部，胸部保持不动。

中医认为，腹部为人体脏腑的宫城，分布着众多的经络，是人体气机升降

的枢纽。当进行腹式呼吸时，腹肌一张一
弛，不仅可以加强胸、膈呼吸肌的肌力和
耐力，还能够疏通腹部的经络，调畅脏腑
及全身气血的运行，起到调补正气、改善
气虚的目的。

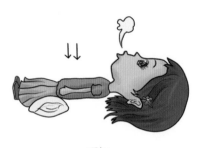

呼气

具体方法：

1. 仰卧（或站立），身体放松集中注
意力。

2. 舌尖抵住上腭，由鼻慢慢吸气。吸气时，胸部保持不动，腹部缓缓向外
鼓出至最大限度。

3. 屏息1秒，然后用口将气徐徐呼出。呼气时，胸部保持不动，腹部慢慢
回缩至最大限度。

4. 每一次呼吸坚持10～15秒，循环往复，节奏一致，每次练习20～30分
钟，以微热微汗为宜。

**医师
叮咛**　　练习时注意用鼻吸气、用口呼气，且每次一呼一吸都要尽全力且
匀称、细缓，把时间尽量拉长，节奏放慢。

第二节　特别怕冷的人多为阳虚体质，如何来养阳

要想了解阳虚体质，就必须先知道什么是阳气。中医认为，人身上的阳气，
就如同生活中的阳光，滋养着身体，给身体提供能量。如果人身上的阳气不足，
缺乏滋养，就会出现各种问题。

阳气充足的人精神焕发，反之，阳气不足的人大多萎靡不振，性格内向，喜
静不喜动。根据中医理论，阳虚即阳气不足，身体失于温煦。阳虚体质的人，很
容易出现腹泻、畏寒等症状。

除此之外，阳气的盛衰，和人的生殖繁衍能力也有极大的关系，一旦阳虚，最易出现的症状就是肾虚。中医认为，肾气是人体之元气，如果肾气耗尽了，人的生命也就接近终点了。阳虚者养生，要以补充阳气为主。只有身体阳气充足了，才能为五脏六腑等各个器官提供源源不绝的动力，进而才能气血充足，经络畅通，整个人才会健康。

阳虚体质典型特点

畏寒喜热： 阳虚体质的人一般特别怕冷，喜欢夏天而不喜欢冬天，饮食上特别喜欢温热食物，对外界的寒邪、湿气特别敏感。尤其是在冬天特别怕冷，无论穿多少衣服还是觉得非常冷，常年手脚冰凉。

身体功能减退： 阳虚体质的人因身体阳气不足而致机体功能减退，其面色淡白，动则心慌气短，非常容易出汗。受寒后易腹泻，而且还会出现夜间多尿、小便清长等症状，脉沉微无力。

性生活不和谐和月经少： 阳虚还会影响性生活和月经量，男性阳虚患者容易阳痿、早泄，女性阳虚患者则月经量少。

阳虚体质的自测判断

□ 1. 总是面色淡白吗？
□ 2. 是否怕风又怕冷？
□ 3. 是否经常觉得疲乏无力？
□ 4. 是否常年手脚冰凉？
□ 5. 容易腹泻或者大便稀薄吗？
□ 6. 是否性格内向，情绪低落呢？
□ 7. 是否喜欢吃温热食物、喝热饮？

— 备注 —

一般来说，如果你有四项打√，那你就属于阳虚体质。

图解阳虚体质舌象，一看就懂

阳虚体质者的舌象表现如下：

舌胖大，齿痕舌，有唾液

舌体胖大，经常觉得口腔内全是唾液，舌面上有齿痕。提示可能是肾阳虚兼有痰湿。

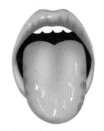

舌胖大，有齿痕，有唾液

苔白厚

除舌胖大、有齿痕外，舌苔很白较厚，这主要是因为脾的运化功能异常，使体内痰湿充盈，从而舌体胖大，提示有脾阳虚问题。

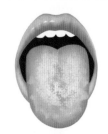

苔白厚

舌质颜色淡

除舌胖大、有齿痕外，舌质颜色很淡，舌苔是白色的。此种舌象在慢性病患者中比较常见，像糖尿病、高血压、高脂血症等慢性消耗性疾病患者常会出现这种舌象，这种慢性疾病非常消耗人体的阳气。

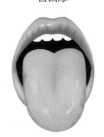

舌质淡

舌色淡，苔白腻

除舌胖大、有齿痕外，舌苔厚且白腻。这主要是因为体内寒湿痹阻经络所致，同时如果寒湿之邪伤及腰部，使腰部气血瘀堵，还会出现腰部冷痛的现象。

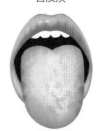

苔白腻

胖嫩舌，质淡白

除舌胖大、有齿痕外，舌体娇嫩柔软。一般虚证、寒证以及湿证容易出现这种舌象，提示患者脾胃虚寒，气血严重不足，身体容易出现腰膝酸软、头昏、眼花、气短、便溏、身体疲乏等症状。

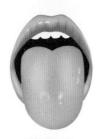

舌娇嫩柔软

补足阳气，不再怕冷

前面说过，我们每个人的身体正因为有阳气，才充满生机和活力，阳气对人的重要性不言而喻。养阳护阳，是阳虚体质者养生的根本法则。阳气是人体物质代谢以及生理功能的原动力，决定着一个人的生殖、生长、发育、衰老以及死亡的整个过程。阳气充足，人的身体就强壮，反之，阳气不足，就很容易生病，身体抵抗力也会下降。总的来说，阳气能够对人的身体组织产生温养作用，维护脏腑功能。阳气虚弱便会使生理活动减弱，比如使人的消化吸收功能下降，身体御寒能力下降等。

人在自然生长的过程也是阳气逐渐亏损的过程，这也就是为什么随着人的年龄增长，人越来越容易怕冷。小孩子最不畏严寒，即便是下雪天，也要到外面玩耍；年轻人血气方刚，也不畏严寒。人一旦进入中老年后，一般都比较怕冷。还有很多女性也特别怕冷，这是因为女性体质本就偏寒。

我们的手机要充电，汽车要加油，才能正常运转，身体也一样，需要补充阳气才能维持健康，一旦身体失去阳气的支持，就像天空失去了太阳，人也会觉得非常冷。所以补充阳气是非常重要的。只有阳气充足，身体才不会畏惧寒冷。所以，平时人们在生活当中，一定要养足阳气。

多吃温热食材，为身体提供能量

阳虚体质者的调理重在养阳，那么阳虚体质者应如何利用饮食进行调理呢？显而易见，应多吃温热食材。

1 羊肉

性温，味甘，能温中暖下、益气补虚。进入秋冬后，阳虚体质者要常吃羊肉，助元阳、补精血、益虚劳。

2 茴香

性温，味甘辛。茴香有大茴香与小茴香之分，二者都能温阳补火，散寒理气。金元医家李东垣认为："小茴香补命门之火"。阳虚体质者要经常食用茴香，以补阳气。

3 荔枝

性温，味甘酸，荔枝可补脾益肝，理气补血。荔枝甘温滋润，阳虚且气血不足之人，要常吃荔枝。

4 干姜

将生姜晒干或烘干即为干姜。生姜散寒，干姜温中回阳，阳虚怕冷、脘腹冷痛、四肢不温者应当常食干姜。

5 胡椒

性热，味辛。李时珍称其为"纯阳之物，暖肠胃"。建议阳虚体质者要适当多吃胡椒。

6 肉桂

性热，味辛甘，肉桂是最为常用的调味食品，有补元阳、暖脾胃、通血脉、散寒气的功用。所以阳虚怕冷、四肢不温、腰膝冷痛之人，要经常食用肉桂。

7 冬虫夏草

善壮命门之火，益精髓，补肺气，所以阳虚体弱者可经常食用。

8 人参

性温，味甘微苦，能温阳补火。阳虚体质者可经常适量服用人参。

9 海马

性温，味甘，能补肾壮阳。《本草纲目》记载："海马暖水脏，壮阳道，其性温暖，故难产及阳虚多用之。"

按摩补阳穴位，促进血液循环

前面提到过，阳气能够温养身体的脏器，维持生理功能，然而人一旦阳气不足，身体便失去保护屏障和健康卫士，六淫邪气便趁机进入身体，从而危害身体健康。其实，人体就有大补阳气的穴位，特别是腰眼穴和关元穴。如果经常刺激这两个穴位，便能迅速为人体补充阳气。

补养肾气穴——腰眼穴

阳气不足的人，建议经常用手掌搓腰眼穴，能够大补阳气，改善腰痛怕冷的现象；还可以固精益肾，使得耳聪目明。

取穴方法： 腰眼穴在腰部，在第四腰椎棘突下旁开约3.5寸的凹陷处。

操作方法： 平时，建议大家将双手手掌搓热，然后将搓热后的手掌心按压在腰眼穴处，温和地刺激腰眼穴，从而养护阳气；还可以用双手上下揉搓腰眼穴36下，每天坚持早晚按摩；或者两手握拳，用两个拳眼紧按腰眼穴，并顺时针按揉此穴，直至感到酸胀为止，每次可按揉5分钟。

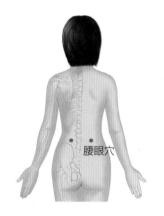

腰眼穴

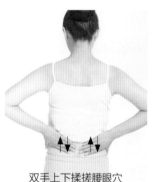

双手上下揉搓腰眼穴

人体壮阳穴——关元穴

我们身上有一个非常重要的补阳穴位，那就是关元穴。关元穴最善于补阳气，经常按摩关元穴，能够补肾壮阳，温经通络，壮一身之元气。经常对关元穴进行刺激，可辅助治疗身体无力、怕冷、易疲劳等阳虚症状。

取穴方法： 关元穴属任脉，位于肚脐之下3寸的位置，也就是下丹田的位置。

操作方法： 以关元穴为圆心，然后用手掌，进行逆时针或顺时针按摩3~5分钟。或者用拇指关节叩击关元穴5分钟。另外，可经常拍打小肚子，从而对关元穴产生刺激作用，如果有条件的话，也可以用艾灸的方法。

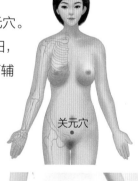

关元穴

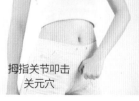

拇指关节叩击
关元穴

注意事项： 对关元穴进行艾灸的时候，温度不宜过高，只要稍感温热即可，每次艾灸的时间不宜超过10分钟。

阳虚体质日常调养与注意事项

阳虚体质的人除了在饮食上需要注意以及进行穴位按摩外，在平时的日常生活当中也要注意调养。

情志调摄

阳气不足者常情绪抑郁，易悲伤，所以阳虚体质者一定要加强精神调养，保持积极向上的心态，养成乐观开朗的性格，及时调节自己的消极情绪。快乐是最好的养阳大药，所以要补充阳气，快乐是最重要的。另外，音乐也有很强的养生作用，阳虚体质者可经常听一些激昂、高亢、豪迈类型的音乐，以免使自己一直处于低落的情绪当中。

饮食调养，远离一切寒凉食品

阳虚体质者要多吃温阳食物。特别要远离一些寒凉的食物和饮料，否则，食物中的寒气会消耗大量的阳气，加重身体的阳虚症状。像西瓜、冰激凌、螃蟹等大寒之物，阳虚体质者要尽量少吃或者不吃。阳虚体质者还要远离可乐、雪碧等饮料，更不要喝冰冻饮料。温开水是阳虚体质者的最佳饮品，每天多喝温水，也有助于养护阳气。

起居调摄，早睡早起

在现代生活中，熬夜的人很多，睡得迟自然也就起得迟，这种作息习惯最耗阳气。因为人体的阳气和太阳的起落规律是一致的。太阳升起的时候，人体内的阳气也开始生发，所以早早起床接受阳光和晨起的清新空气，可以让身体生发阳气。如果早上不起床，就会封杀阳气，整个人一天都会觉得非常疲惫，没有精神。到了下午太阳下山的时候，人体的阳气也慢慢减弱，此时人们就应该休养生息，避免熬夜而消耗阳气。

坚持运动，动能生阳

运动，也是补充阳气的妙方，阳虚体质者应该坚持运动，特别是要在户外阳光下运动，这样的补阳效果会翻倍。阳虚体质者可以选择多样化的运动方式，像跳绳、打太极、慢跑、跳舞等，只要每天坚持，便会让身体的各个部位活动起来，使身体逐渐恢复健康。阳虚体质者可坚持每天早晚散步1小时，让身体动起来，使经络畅通，增强脾胃的消化吸收功能，达到改善体质的目的。

第三节　阴虚体质常上火、易烦躁，如何来养阴

你可能老听人说"阴虚"，那么"阴"到底是什么呢？其实，阴阳是人体的两面：阴代表物质；阳代表能量，比如人的生命力、自愈力等。阴是有形的物质，包括精、血、津、液，它们是油性的，可以流动的，可以制衡阳热，就像秤砣牢牢地控制住阳气，使其不卑不亢，温煦怡人。

阴液能滋润和营养机体，就像一条河流，河道里面的水少了，航行的船舶就不能正常行驶，周围的树木也因不到滋养而枯萎；水少了，土地会干裂，草木无法生长。当这些发生在人体中也是一样的，当阴液不能输布至体表，皮肤就会干燥，甚至有些人皮肤会干燥至出血；阴液不能上承，口里得不到滋润，就会口干舌燥；阴液不能输入大肠，大便也就排不出来了。精血津液少了，五脏六腑得不到滋养，就会出现相应的脏腑疾病，因此，养阴护阴至关重要，要重视起来。

阴虚体质典型特点

体形偏瘦：从体形上来看，阴虚体质者常常是偏瘦的，看上去很精干。

大便干燥：每天蹲马桶的时间很长，大便干。

皮肤缺水：皮肤偏干，缺少光泽，易生皱纹，不爱出汗。

孔窍干燥：凡是有孔窍的位置，也是最需要水的地方。这些地方常常因失去了水的滋养而变得干燥，如口干咽燥，唇红微干，这类人常为了降火而喝冷饮，不过喝多少似乎都解不了渴，更降不了热；耳朵因干而发痒，耳聋耳鸣；眼睛易

干涩、酸痛、疲劳，视觉模糊等。

五心烦热："五心"是指两手心、两脚心和胸口，五心烦热是指人躯干的正中——心胸像在冒火，热烘烘的，双手的掌心、双足的脚心也像在冒火，热烘烘的，最热的时候恨不得将脚底下垫块冰块。

总感觉脸烧得慌：脸颊常是热的，像是害羞的绯红，脸上有两团红云。

容易上火：阴虚体质者因为阴液不足，一着急，就容易上火，嘴上起泡，脸上长痘。

睡眠不好：到了晚上，心里总感觉很乱、烦躁，精神疲惫且难以入眠，或睡眠中出汗较多，心慌，这是心火少了津液的制衡，过分"燃烧"的结果。

脾气不好：外向好动且活泼，但性子偏于急躁，很容易着急上火、发脾气。

生理期不准：因津液缺乏，经血不够，自然女性的生理周期也变得不稳定，不是时间错后就是提前，量很少。经色或红或紫，红是上火的表现，紫则是血瘀的表现。

病情容易反复发作：由于阴虚体质者体内是虚火，热是由小火一点点烤出来的，比如感冒之后不会突然一下子表现出明显的症状，而是一个缓慢的过程，病后容易出现干燥之象，而且疾病绵延的时间较长，很容易反复发作。

阴虚体质的自测判断

☐ 1. 经常感到手心脚心发热吗？
☐ 2. 经常感觉身体、脸上发热吗？
☐ 3. 经常皮肤、口唇干吗？
☐ 4. 口唇的颜色比一般人红吗？
☐ 5. 容易便秘或大便干燥吗？
☐ 6. 面部两颊潮红或偏红吗？
☐ 7. 常上火，脾气急吗？
☐ 8. 常感到口干咽燥、总想喝水吗？

— 备注 —

根据最近一年的身体状态，如果你有四项打√，可以判断你是阴虚体质。

图解阴虚体质舌象，一看就懂

阴虚体质的人舌体偏瘦，舌质发红，舌苔薄或没有苔，看起来有些干燥少津。注意一般舌质越红，代表阴虚越严重。有些人是整个舌头红，还有些人是舌头的不同部位发红，这是因为不同的脏腑阴虚所致，阴虚又分心阴虚、肺阴虚、脾阴虚、肾阴虚、肝阴虚。照照镜子，看看自己舌头是否发红？红的程度如何？舌头的哪些部位发红？

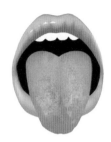

阴虚舌象

心阴虚舌象

1. 舌质整体略红，舌尖比较红，舌面干。
2. 舌无苔或舌苔剥脱。
3. 如果舌尖有热痛感且遍布糜烂，说明心阴虚而引起心火旺。
4. 常伴有失眠多梦、心悸、心烦、小便色红且热等症状。

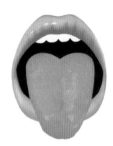

心阴虚舌象

肺阴虚舌象

1. 舌头发红，尤其是舌尖发红，舌苔发黄，舌头干燥少津有裂纹，有口干舌燥之感。
2. 常伴有干咳，痰少黏白，痰中带血丝。

脾阴虚舌象

1. 舌头偏小，舌质赤红，嘴唇鲜红干裂，舌有裂纹。
2. 舌苔很薄，或者没有舌苔，或者舌苔不均匀，出现地图舌、花剥苔。
3. 如果脾阴虚时间长了，气血就会变得不足，舌头颜色会慢慢变淡。
4. 常伴有大便干燥、脾气急躁、口干舌燥、容易腹胀等症状。

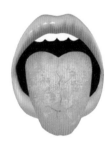

肺阴虚舌象

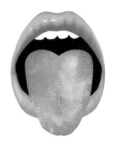

脾阴虚舌头象

肾阴虚舌象

1. 舌体比正常舌体瘦小，舌质呈绛红色，舌面只有前半部分有苔，舌根上没有舌苔，舌面上有多少不等、深浅不一、形态各异的裂纹。

2. 常伴有腰酸腿软、头晕耳鸣、尿少等症状。

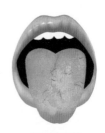

肾阴虚舌象

肝阴虚舌象

1. 舌体瘦小，舌边发红，舌质呈暗红色，舌苔薄白、微干，舌体两边有齿痕。

2. 常伴有头痛头晕、两目干涩、视物不明、指甲干皱、容易疲劳等症状。

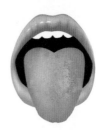

肝阴虚舌象

补足阴液，不缺水

中医认为，阴液泛指体内一切富有营养的液体。身体内的血液、汗液、精液、唾沫等都属于阴液，布散于体表皮肤、肌肉、孔窍等处，质地清稀、流动性大，有一定的滋润作用。它是我们身体里蕴藏的生命之泉，循环流动，滋润着身体的每个角落。

但阴液是可消耗的，比如话多、汗多、久病失血、纵欲过度、经常吃辛辣温补食物、气候干燥等因素都会消耗人体内的阴液。若损失过多，体内阴液就不足了，就好像没有了雨露滋润的春天，就像失去了雨水灌溉的土地，身体就会产生一系列干燥失润，甚至以热为主的表现。

由于体内阴液的亏虚，打破了阴阳平衡，阳气相对过甚，体内就会呈现上火症状，反过来，阳气又进一步加剧了阴液的消耗。体内各处都似乎有一种被烘干的感觉，长此以往也就造成了阴虚体质。

人体阴虚常与肺、肾两脏有很大的关系。肾为一身之本，肾阴为一身之阴。肾阴不足，则人体就会阴虚。那么阴虚与肺有什么关系呢？肺为娇脏，它与外界相通，很容易受到外邪的侵袭，如夏季的热邪、秋季的燥邪等易损伤肺阴。肺属金，肾属水。中医认为，金生水，所以肺阴损伤后，长期不能滋养肾阴，就会导致肾阴虚，二者关系密切，相互影响。

既然阴虚体质是因为阴液少了，虚火旺了，所以就要补足水液，扑灭虚火，而不能清热降火。下面就来看看如何养阴滋阴吧。

阴虚进补，你补对了吗

阴虚体质者耐冬、不耐夏，大多不耐暑热和燥邪。因为阴液不足，导致体内的阳气相对较多，因此保养关键在于养阴润燥。

4类滋阴润燥食物

饮食方面要避免烤炸、辛辣等上火的食物，少喝甜品饮料，多喝水，多吃养阴的食物，如梨、山药、荸荠、莲子、百合、木耳、银耳、枸杞子、蜂蜜等。

五谷杂粮类	小米、大麦、小麦、黑豆、西米
蔬菜类	百合、西蓝花、银耳、莴笋、荸荠、西红柿
水果类	梨、无花果、桑葚、香蕉、枇杷、甘蔗、柑橘、桃、葡萄、橙子、草莓、柚子、西瓜
其他	豆腐、豆浆、牛奶、蜂蜜、蜂王浆

阴虚火旺型五心烦热如何进补

五心烦热者最常见的是更年期妇女，主要表现有口干舌燥，特别在晚上症状会加重。尤其晚上常睡到一半醒来，口很干，拼命喝水，不一会儿又想上厕所，如此一直恶性循环下去。

莲子心玄参茶

材料　莲子心2~3克，玄参2~3克。

做法　煮成水，当茶喝，有滋肾清心、降火作用。

鲍鱼枣仁汤

材料 鲍鱼片适量，酸枣仁10~15克（不要买炒太焦的）。

做法 以5碗水炖成一碗，下午3点左右食用。因为鲍鱼不容易消化，所以不适合太晚吃，否则会影响睡眠。酸枣仁一直以来都被中医认为有安神效果。

前面提到过，阴虚火旺型的人火气较大，所以建议尽量少吃热性食物、油炸食物及辛香料等，另外麻油鸡、姜母鸭、十全大补汤一类的热补食品更不能碰。

阴虚火旺型月经不调如何调理

不少女性认为月经期间一定要大补，结果性质燥热的补品补过头，过度消耗体内的阴液，导致身体的阴液不足，从而形成阴虚火旺的体质。

另外，每个月月经该报到时，这类阴虚体质的女性根据身体燥热的严重程度不同，经期会出现延迟或提前两种状况。

阴虚体质的女性一开始可能会因为体内阴液不足，影响卵泡成熟，导致经期延后；当阴虚燥热状况严重时，易热迫血行，也就是说，身体会借助血液流动帮助身体散热，而让月经提前。阴虚燥热的人易流鼻血也是这个道理。

这类体质的女性，月经期间可以喝点蜂蜜水滋阴润燥，也可以饮用大麦茶、黑木耳露，补充身体体液。同时最好戒掉吃烤炸食物、熬夜晚睡的不良习惯，以免加重燥热状况。

蜂蜜苹果汁

材料 苹果半个或一个，蜂蜜适量。

做法 将500毫升温水加入洗净切好的苹果块、蜂蜜，用榨汁机打成果汁即可饮用，能够滋阴润燥。

冰糖荸荠饮

材料 净鲜荸荠10个，黄冰糖适量。

做法 加适量清水，将荸荠放入锅中，煎煮20分钟即可。荸荠性凉，可滋阴降火、清热凉血、引血下行。

更年期女性多咽干舌燥

更年期女性因身体机能退化、激素改变等原因，体质容易转为阴虚型，例如因黏膜、唾液腺退化等原因，使液体分泌减少、滋润度不足，进而出现口干舌燥、咽喉干痒、干咳等不适症状。尤其到了秋冬偏干燥的季节，或长时间待在空调房等湿度低的环境，加上水分摄取太少，都会加重不适症状。

这类人群需要滋阴润燥，建议常吃百合、银耳、木瓜、菠菜、山药、糯米、大麦、土豆、香菇、鸡肉、牛肉等食物。

桑菊茶和蜂蜜水是润燥饮品，蜂蜜水能润肺止咳，又能润肠通便；桑菊茶做法是菊花和桑叶1：1等量放入水中煮开，去渣后饮用。

此外，还可以用枸杞子、玄参、山竹、麦门冬等中药泡茶喝，有助于促进唾液腺体分泌、润喉及增强免疫系统。

经过一段时间滋阴调养后，原本容易干（燥）咳的人会咳出少量痰，将痰慢慢咳掉之后，干咳现象就会缓解。

熬夜，不要用咖啡来提神

长期熬夜、作息不正常、压力大等原因也会造成阴虚体质，此时如果通过咖啡来提神，效果不但不好，还会弄坏身体。尤其中、深焙的咖啡因烘烤时间长，会带来燥热。阴虚体质的人长期喝咖啡容易上火、口干舌燥、便秘、眼睛酸涩，不但咖啡成瘾，提神效果下降，甚至还会出现秃头症状。尤其是胃阴虚的人，本就容易胃酸过多，再喝咖啡反而更刺激胃部，造成胃部不适。

多按摩特效滋阴穴位，补足人体阴液

对阴虚体质的人来说，除了用食疗的方法来养阴外，还可以通过按摩人体一些特效的滋阴穴位，来达到补足人体阴液的目的。

心阴虚的人可按摩少海穴、涌泉穴

1. 少海穴

少海穴为手少阴心经的合穴，五行属水，寓意心经的经水在此处汇合，水液充沛，宽深如海。所以，阴虚体质的人按揉少海穴就可以起到滋阴清热的功效，有助于缓解五心烦热、盗汗等阴虚心火旺的症状。

定位取穴：屈肘，在肘横纹尺侧[①]纹头凹陷处取穴。

按摩方法：用拇指指腹分别按揉两侧的少海穴，每穴每次按揉3~5分钟。

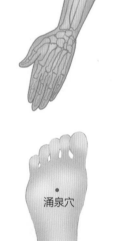

少海穴

2. 涌泉穴

涌泉穴为足少阴肾经的第一个穴位，中医有"肾出于涌泉"的说法，肾的经气从涌泉穴生发出来。在中医五行中，肾主水，心主火，肾水能克心火，所以，心阴虚的人按摩涌泉穴，可使肾气更为旺盛，循经向上克制心阳，从而达到泻心火、改善阴虚症状的功效。

定位取穴：足底部，蜷足时足前部凹陷处，约第二、第三趾趾缝纹头与足跟连线的前1/3处。

涌泉穴

按摩方法：用拇指指端分别按揉两侧涌泉穴，每穴每次按揉2~3分钟，以局部产生酸胀感为宜。也可以用一手握住脚趾，另一手掌根摩擦足底的涌泉穴，两足交替进行，直至足心发热为宜。

注①：人体直立向前，手臂下垂，掌心向前，靠近身体正中线的一侧为尺侧。

肺阴虚的人可按摩尺泽穴

尺泽穴是手太阴肺经的合穴，五行属水，寓意肺的脉气、经水在此处归聚形成小泽，故名"尺泽"。肺阴虚的人按揉此穴，可起到养肺阴、清肺之虚热的作用。

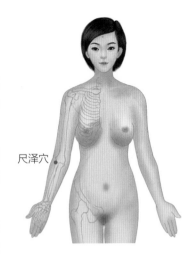

尺泽穴

定位取穴：位于肘横纹中，肱二头肌腱桡侧①凹陷处。取穴时，手臂屈肘用力，在肘部摸到一条硬筋，筋的外侧肘弯横纹的凹陷处即是。

按摩方法：用拇指指腹分别按揉两侧的尺泽穴，稍用力，以穴位处有酸痛感为佳，每穴每次按压2～3分钟。

脾阴虚的人可按摩三阴交穴

三阴交穴是足太阴脾经上的经穴，"三阴"是指足三阴经，即足太阴脾经、足厥阴肝经、足少阴肾经；"交"即交会的意思。脾经提供的湿热之气、肝经提供的水湿之气、肾经提供的寒冷之气在此处交会，故名"三阴交"。也正因为三阴交穴是肝、肾、脾经三经的交会点，按摩此穴，

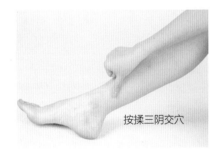

按揉三阴交穴

可同时补三脏之阴。阴虚体质的人可每天抽出几分钟时间揉一揉三阴交穴。

定位取穴：内踝尖直上3寸，胫骨后缘。取穴时，正坐，屈膝，从内踝尖向上量取4横指（除拇指外，其他四指的宽度）即是。

按摩方法：用拇指指腹分别按揉两侧的三阴交穴，每穴每次按揉2～3分钟，以局部产生酸胀感为宜。

注①：人体直立向前，手臂下垂，掌心向前，远离身体正中线的一侧为桡侧。

肾阴虚的人可按摩涌泉穴、太溪穴、肾俞穴

肾阴虚的人除了按摩涌泉穴（见104页）外，还可以按揉太溪穴和肾俞穴，都对改善肾阴虚症状效果显著。

1. 太溪穴

太溪穴为肾经的原穴，为肾经经水的传输之处，肾主水，因此按摩此穴具有"补水"，也就是滋阴的效果。对肾阴虚的人来说，按摩此穴可清热生津、滋补肾阴。

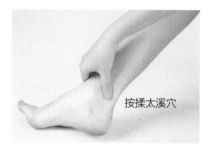

按揉太溪穴

定位取穴： 在足内侧，内踝尖与跟腱之间的凹陷处。

按摩方法： 用拇指指端分别按揉两侧太溪穴，每穴每次按揉2~3分钟，以局部产生酸胀感为宜。可以一边按揉太溪穴，一边做吞咽动作，可以更好地滋阴润燥。

2. 肾俞穴

肾俞穴是肾的背俞穴，肾脏的水湿之气从此处外输膀胱经，能外散肾脏之热，起到补肾益阴的效果。

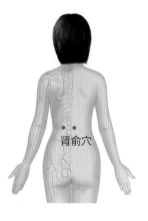

肾俞穴

定位取穴： 在背部，第二腰椎棘突旁开1.5寸处。取穴时，可先取肚脐对应的第二腰椎，再向旁边量取2横指（食指和中指并拢的宽度）即是肾俞穴。

按摩方法： 双手握空拳，用两拳的掌眼击打肾俞穴，可稍用力，以穴位处有酸胀感为宜，每次按摩2~3分钟。

肝阴虚的人可按摩曲泉穴、复溜穴

1. 曲泉穴

曲泉穴是足厥阴肝经的合穴，五行属水，肝经的水湿云气在此处聚集，而水能滋养肝木，所以肝阴虚的人经常按摩此穴可滋养肝阴，改善肝阴虚的症状。

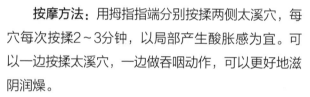

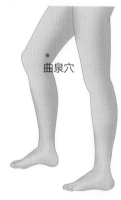

曲泉穴

定位取穴： 屈膝，当膝内侧横纹头上方，半腱肌、半膜肌止端的前缘凹陷处。

按摩方法： 用拇指指端分别按揉两侧的曲泉穴，每天按揉3~5次，每次2~3分钟，以产生酸胀感为宜。

2. 复溜穴

复溜穴是足少阴肾经上的穴位，可滋肾阴，充肾水。中医认为，肝属木，肾属水，水能生木。所以刺激复溜穴可以水养木，助肝阴。肝阴虚的人按摩此穴可改善肝阴虚症状。

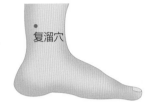

定位取穴： 在小腿内侧，太溪穴上2寸处，胫骨与跟腱间。先按照106页的方法找到太溪穴，向上量3横指（即食指、中指、无名指并拢的宽度）即可。

按摩方法： 用拇指指端分别按揉两侧复溜穴，每天揉按3~5次，每次2~3分钟，以产生酸胀感为宜。

阴虚体质者易烦躁，宜静养心神不熬夜

阴虚体质者经常感觉燥热，心情也容易烦躁，所以在日常调养上要多注意静养心神。

多练静功，不要剧烈运动

中医认为："动能生阳，静则生阴。"剧烈运动会大量出汗，耗损更多的阴液，所以，阴虚体质的人在选择运动方式时一定要避免剧烈运动，而应以轻柔和缓的运动为宜，如散步、静坐、气功、太极拳、瑜伽等，长期坚持，对改善阴虚体质大有帮助。

保持轻松的心情，学会缓解压力

阴虚体质的人通常性情急躁易怒，爱发脾气，殊不知心神不稳，情绪不定，对阴液的损害更大，所以，为了改善阴虚症状，建议大家一定要学会调节自己的情绪，平时尽量保持轻松愉悦的心情，不过度烦恼，不轻易生气，心平气和的状态才最养阴。如果工作压力比较大，更要学会

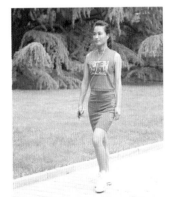

自我调节，培养一些能释放压力的兴趣爱好，比如听听轻音乐，打打球，或者到户外走一走，都有助于缓解压力，改善心情。

养成规律的生活习惯，不熬夜

对阴虚体质的人来说，养成规律的生活习惯，保证充足的睡眠非常重要。睡眠不足，尤其是熬夜会耗伤阴血，加重阴虚症状。所以，建议阴虚体质者最好每天22点之前上床睡觉，争取23点进入深度睡眠状态，因为23点～凌晨1点是子时，正是人体养阴、蓄能的关键时段。

如果工作太忙必须熬夜的话，可在中午11～13点抽出1小时睡个"午觉"，补充精力，降低熬夜带来的身体不适。

第四节　痰湿生百病，痰湿体质怎样调

痰湿体质，形象一点比喻就是人体内"水"太多了或生命的河流不畅通。人身体里的水属于活水，就如同一条河流，畅流不息。这条"河流"是由人的脏腑器官来管理的，肺脏管理河流的上游，脾脏管理河流的中游，肾脏管理河流的下游。其中，中游是最为关键的，也最容易出问题，所以说，脾脏是人体非常重要的水利枢纽。中医认为，"脾主运化"。若脾的运化功能出现障碍，人体内的生命河流运行都会受阻，不畅通，人的身体便会出现各种堵塞现象，最终导致痰湿体质。

中医认为"百病生于痰"，有句老话说"万病皆因痰而生"，这两句话足以说明痰湿是百病的根源。我国的国医大师路志正也曾说，"行医70余年，我接诊过不少病人，我发现很多病人的体内都有湿邪作怪"。痰湿可引起腰痛、脂肪瘤、颈椎病、高血压、糖尿病、单纯性肥胖、带下症、不孕症、月经不调等一系列常见疾病，可以说，现在人们的很多慢性疾病都和痰湿有关。

另外，痰湿体质的人一般都体形肥胖，这主要和脾的运化功能有关，脾的主要工作就是运化水湿，如果脾的功能出现障碍，水湿就会停滞在体内，痰湿就会泛溢肌肤、肌肉，所以"瘦人多火，肥人多痰"。

痰湿体质的自测判断

☐ 1. 是否常常觉得胸闷或者腹部胀满？
☐ 2. 经常感觉身体沉重，头上像裹了一层布呢？
☐ 3. 上眼睑比别人肿（即上眼睑轻微隆起）吗？
☐ 4. 腹部是否有许多松软的赘肉呢？
☐ 5. 舌苔厚腻或者自感舌苔厚厚的吗？
☐ 6. 额头部位会经常分泌很多油脂吗？
☐ 7. 是否经常觉得嘴里发黏呢？
☐ 8. 平时痰多，且总感觉咽喉部有痰堵着吗？

— 备注 —

如果上述问题的多数答案为"是"，那么，你的体质就属于痰湿体质。

图解痰湿体质舌象，一看就懂

痰湿体质的人大多舌质淡，舌苔白腻，舌的边缘有齿痕，舌体胖大。人的体质本身是非常复杂的，痰湿体质的舌象也分很多种。即使同属于痰湿体质，但是舌质、舌形以及舌苔却各有不同。

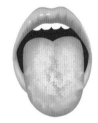

痰湿体质者典型舌象

暗红舌，黄厚腻苔，有齿痕

如果舌质暗红，舌苔厚腻且黄。舌苔黄说明痰湿体质者身体中有热。

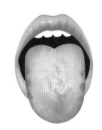

痰湿兼热舌象

淡白舌，胖嫩舌，湿润

如果舌色淡白，舌质娇嫩，舌体胖大，湿润。代表脾虚、湿盛，常表现为口臭。脉沉细无力也是脾虚常见的脉象。

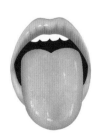

痰湿兼脾虚

舌紫红，有瘀点瘀斑

如果舌体有瘀点瘀斑，舌苔黄腻，舌色呈现紫红。提示肝气郁结，气滞痰瘀。黄腻苔说明痰湿重且有化热趋势，舌边有瘀点痕迹，提示有血瘀症状。

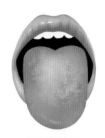

痰湿兼肝郁

暗紫颤舌，黄厚腻苔

如果舌体有齿痕伴颤抖，舌质暗紫，舌苔浊腻且偏黄。提示患者痰瘀内阻，经脉不畅，风痰上扰，渐以化热。伴有精神疲乏、手足心热等症状。

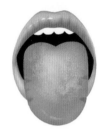

痰湿瘀阻

消水肿，去虚胖

痰湿体质的人一般都比较胖，尤其是"湿胖"、"虚胖"等各种不健康的肥胖。所以，中医认为，胖人多虚、多湿。

中医认为，人的体重与人的脾胃有密切关系，金元名医"脾胃学说"创始人李东垣在他的《脾胃论》中说，胃气充足的人，即使吃多了也不容易伤脾胃；没有按时吃饭也不会觉得饥饿难忍。脾胃强壮的人，平时食欲非常好，也很容易长胖；脾胃虚损的人，平时食欲不振，形体消瘦。还有以下情形，有的人吃得很少，却长得很胖，四肢困重，这是由于湿气过重导致脾实而形成的。有的人吃得很多，却总也长不胖，是因为胃火过重，脾虚所致。李东桓非常明确地论述了肥胖、"虚胖"、"湿胖"的本质是脾胃系统出了问题，最后便形成了痰湿体质。

还有一种肥胖叫"过劳肥"，换句话说，就是越累越胖、越忙越肥。究其根本原因，首先过劳伤脾，脾气一旦虚了，人体就无法正常代谢。人每天吃进去的食物，本该由脾气运化，升清降浊，将多余的湿浊代谢出去，然而脾虚导致大量的"脏东西"停留在体内，这种"脏东西"就是"痰湿"。因此，那些喝水都能长胖的人，基本都是痰湿体质。"十个胖子九个虚"，这里的"虚"其实是脾气虚。

属于痰湿体质的肥胖者要想减肥，最根本的做法就是健脾祛湿，消水肿。对于痰湿体质而言，最佳的减肥结果就是：脾胃调理好了，"湿胖"、"虚胖"消失了，水肿消失了，身体便会由内而外真正健康起来，各类痰湿体质的症状也能得到改善。所以说，健脾祛湿是痰湿体质最对症的减肥方案，也是一切痰湿体质养生调理方法的基础。

脾为生痰之源，祛痰湿先健脾

中医认为"脾为生痰之源"，痰湿体质要想祛痰湿，必须先健脾。从饮食方面而言，痰湿体质者的饮食宜清淡利湿，像山药粥、茯苓粥等这些健脾祛湿的食物都是非常好的选择；而像生冷瓜果、甜食或重口味的食物，痰湿体质者最好避而远之，或者尽量少食，因为这类食物最易助湿生痰。

从中医的角度来看，调理痰湿体质的基本思路是祛湿健脾。

药疗不如食疗，痰湿体质者可利用食疗来改善体质，正所谓药食同源，有很多食物可以健脾祛湿，效果甚佳。这里给大家推荐一道药膳——芡实莲子薏米汤。

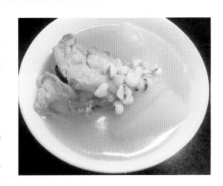

这道药膳需要准备的原料有：排骨500克，冬瓜100克，芡实、薏米各30克，莲子20克，陈皮5克，姜1块。将以上所有材料洗净，加水炖煮，炖好后，放点儿盐就可以食用了。

冬瓜味甘淡，性凉，入肺、大肠、膀胱三经，能清热利水、消肿解毒、生津除烦，其本身水分多，热量低。芡实和莲子都有健脾益肾的功效，而薏米不仅能够健脾，还可祛湿。薏米能够祛除痰湿体质者身上的湿气，效果非常好。而陈皮能够醒脾、开胃而且行气，也是痰湿体质者可以常常食用的一种食材。需要特别提醒的是，芡实的收涩作用非常强，如果一些痰湿体质者有便秘现象，不宜食用芡实。

人体3个神奇穴位，有效祛湿化痰

人体是一个很神奇的系统，很多穴位本来就自带祛湿功能。只要善于运用这些穴位，痰湿体质者也能有效改善不适症状，恢复健康。这里给大家介绍3个常用的调理痰湿体质的穴位——丰隆穴、水分穴、水道穴。这三个穴位能够帮助脾胃运送水湿，经常对这三个穴位进行刺激，便可有效祛湿化痰。常用的刺激方法有按摩、艾灸等。

丰隆穴——治痰要穴

丰隆穴，象声词，因胃经及脾经的水湿之气轰轰隆隆聚集在此而得名。丰隆穴属于胃经上的穴位，为治痰要穴，位于人体的小腿前外侧，外膝眼与外踝尖连线的中点处，距胫骨前缘二横指（食、中指并拢）。李时珍说："痰湿犯胃，

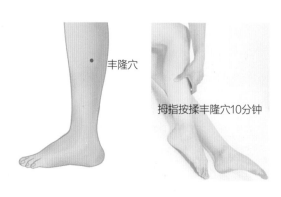

拇指按揉丰隆穴10分钟

取丰隆。"经常刺激丰隆穴能有效改善脾胃功能，痰湿自化，使人体气血畅通，从而达到消脂减肥的目的。

水分穴——祛湿减肥

水分穴：水，即水液，分是分开，水分穴属于任脉的重要穴位。它能将聚集在任脉的水液散开，促进水分代谢。水分穴位于上腹部，前正中线上，肚脐上1寸。水分穴是治疗

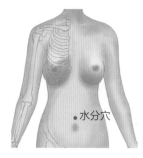

水分穴

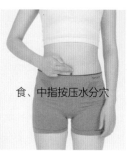

食、中指按压水分穴

水肿性肥胖的要穴。痰湿肥胖者宜多对水分穴进行按摩或艾灸，可祛湿减肥。

水道穴——利尿祛湿

水道穴：水道，即水液通行的道路。本穴物质为大巨穴传来的地部经水，经水由本穴循胃经向下部经脉传输。水道穴位于下腹部，肚脐下3寸（相当于自己的食、中、无名、小指四个手指的宽度），

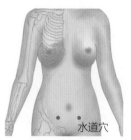

水道穴

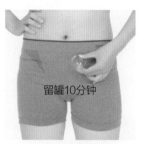

留罐10分钟

注：拔罐需直接对准皮肤，此图仅为示意。

距前正中线两侧1.5寸（相当于自己食、中指两指的宽度）。水道穴有助于治疗各种水肿病，可利尿祛湿。建议痰湿体质者常拔罐，也可每日或隔日艾灸。

第五节 湿与热并行，湿热体质如何调养

每年到了夏秋季节，湿和热就会同时侵犯人体，又或者因为湿气久留，而逐渐化热。人体受到湿和热的侵袭，极易形成湿热体质。

湿热体质是九种体质当中的一种，也就是湿与热并存的情况。南方的夏季有时就像一个大蒸炉，所以，湿热体质的人在南方非常多见。不过，气候并非是形成湿热体质的唯一因素，像饮食习惯、生活习惯也是造成湿热体质的重要原因，所以即便是北方的气候比较干燥，也有不少人是湿热体质。

"湿热"一词，听起来就让人感觉很不畅快。湿热体质者体内就如同"桑拿天"，内环境不洁，湿热氤氲，排泄受阻，内外皆显得"浊"。

湿热体质典型特点

体形肥胖：体形肥胖或者偏胖，大腹便便。

大便黏滞：大便总是黏黏的，黏腻不爽，而且会黏在马桶上，很难冲洗干净。

小便：小便偏黄，异味大，灼热短赤。

食欲差：胃部经常有饱胀感，觉得吃两口就饱了。

皮肤油腻：皮肤爱出油，很不清爽，感觉脸怎么洗也洗不干净。头发也非常容易出油，只要两天不洗头，头发就会非常油腻。身上也黏黏的，不清爽。

皮肤病：容易出现各种皮肤问题，像湿疹、痤疮以及过敏等，这主要是因为湿热侵犯皮肤所致。

身体沉重：身体困重，特别是小腿经常发酸，很沉重，像灌了铅一样，走路乏力，一活动就会出汗，而且出的汗黏黏的，不爽利。

精神状态差：精神状态不佳，总是感觉昏昏欲睡，没有精神。

咽干：口苦咽干，性格急躁易怒。女性还会出现月经紊乱、白带增多等症状。

关节肿痛：若湿热侵袭关节，会出现关节肿痛。

湿热体质的自测判断

□ 1. 鼻部油腻或油光发亮吗？
□ 2. 脸上爱长痘吗？
□ 3. 经常口舌生疮吗？
□ 4. 皮肤容易瘙痒或生湿疹吗？
□ 5. 大便黏滞不爽，有解不尽的感觉吗？
□ 6. 小便时尿道有发热感、尿色浓吗？
□ 7. 舌质偏红，舌苔黄腻吗？
□ 8. 男性：阴囊潮湿吗？女性：带下增多或色黄吗？

— 备注 —

如果你有五条以上打√，基本就是湿热体质无疑了。

图解湿热体质舌象，一看就懂

湿热体质者一般舌体大小正常，舌苔厚腻，嘴里发黏；当内热很重时，舌质偏红，舌苔黄腻。中医认为，苔黄为热，苔腻为湿，所以黄腻苔主湿热积滞，这是湿热体质的典型舌象。常伴有肢体沉重、多痤疮、多粉刺、眼睛红赤、心烦气躁、大便黏滞、口干口苦等症状。

暗红舌，薄白苔，有齿痕

如果舌的颜色比较暗红，舌体略胖，有齿痕，舌苔比较薄白。一般多是因为患者体内湿气过重，导致脾肾虚弱，并伴有皮肤暗淡、发黄、胃口不佳、反应比较慢、肠胃不适、大便比较稀等症状。

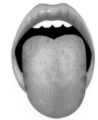

脾肾虚弱型湿热体质舌象

暗红舌，苔厚黄腻，舌两边红

如果舌质暗红，舌体两边颜色偏红，舌苔比较厚而且黄腻。一般都是因为湿热熏蒸肝胆，肝气郁结，胆汁外溢所造成的，常伴有胸闷、口干、烦躁、失眠、发热、大便黏滞、小便短赤、腹胀腹痛等症状。

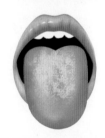

肝气郁结型湿热体质舌象

除湿清热，健脾滋阴

湿热体质者在夏天非常难受，这主要是由于夏天是暑湿特别重的季节，对身体的影响比较大。湿热体质者体内湿热本来就比较重，如果外部环境湿热也比较重，那么就会受到双重湿热的侵袭，身体会非常难受，经常感觉透不过气来。

那么，湿热体质者要如何调养呢？主要就是要清除身体的湿热，注意健脾滋阴。为什么除了祛湿热之外，还需要健脾滋阴呢？这是因为湿热的根源为脾虚，脾虚不能化解湿气，就会造成阴虚，阴虚就会产生内热，即形成阴虚和湿热两种合并体质。因此，在清热除湿的同时，也要注意健脾和滋阴。脾胃好了之后，体内的湿热才能够得到运化，身体的适应能力加强了，湿热自然也就不会入侵了。

改善身体内外湿热环境，是当务之急

改善外在湿热环境

1. 平时要做好除湿的工作，特别是卧室的除湿工作相当重要。此外，在下雨天尽量少外出。

2. 不要吹电风扇。中医理论认为，风扇会对健康产生极大的威胁，因为风扇会把空气中的湿气以及病原体带入人的鼻腔气管。而且人在熟睡的时候调节能力很差，此时吹风扇伤害就更大。

3. 雨刚停，太阳出来时，土壤内的水汽会蒸发到空气中，增加空气湿度。此时去外面运动或者踏青，要戴上口罩。

4. 平时不要坐在湿地上，也不要穿湿衣服，如果衣服湿了，要尽快更换，也不要长期待在空调环境当中。

改善身体内在环境

1. 适当饮水。在高温环境中，人体排汗较多，如果不经常饮水，会使身体处于一种干渴燥热的状态，严重损害身体健康。所以一般情况下，每个人每天至少要喝8~10杯水，在炎热的夏天喝水量更应该适当增加。

2. 少吃冰品冷饮。过多食用冰品冷饮，会使肠胃迅速降温，长期下来，会造成脾胃寒湿较重，严重影响脾胃功能。

3. 戒烟戒酒。中医认为，烟和酒都有温热作用，所以湿热体质者最好戒烟戒酒，否则湿热只会滋生更多。

4. 忌油腻、肥甘厚味的食物。切记不要食用过于油腻、肥甘厚味的食物，否则会加重湿热症状。

5. 多运动。特别是在夏天，每天要坚持适度运动，适当出汗，在出汗的过程当中也要不断补充水分，加速身体的新陈代谢，以帮助身体迅速排除毒素。但要注意夏天是暑湿比较重的季节，烈日炎炎，户外运动要选在早上或晚上等气温没那么高的时候，也可经常游泳。

6. 适当吃一些祛湿的食物，像薏米、红豆、绿豆、芹菜、黄瓜、藕等。特别是薏米能消水肿、健脾去湿、舒筋除痹、清热排脓，是经典的利水渗湿食物。

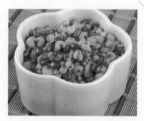

薏米红豆粥

材料　红豆60克，薏米100克。

做法　红豆和薏米洗净浸泡过夜，然后放进锅中，加水烧开，然后转成小火慢煮，煮至软烂即可。

湿热体质者爱过敏怎么办

湿热体质者由于身体湿气过重，会引发各种皮肤问题，像皮肤过敏就是较为常见的一种。皮肤过敏的情况可大可小，症状较轻的患者一般全身瘙痒，而且皮肤表面会特别红。情况严重的话，甚至会危及患者的生命，所以湿热导致的皮肤过敏一定要注意治疗。

那么，一旦出现湿热型皮肤过敏，该怎么办呢？

1. 接受正规治疗。患者如果出现皮肤过敏症状，最好到医院接受治疗，不要随便去药店自行购买药物，因为身体过敏的原因有很多，需要让医生对身体进行检查，对症下药。

2. 作息规律。皮肤过敏患者要调整生活习惯，平时做到不吸烟，不喝酒，不熬夜，睡眠充足，早睡早起。规律的作息也有助于减少体内的湿气，特别是熬夜最容易加重湿热症状。

3. 饮食调理。如果身体出现了湿热型过敏症状，平时尽量少吃鱼虾海鲜和辛辣的食物，饮食应当清淡，而且多吃一些祛湿清热的食物以排除身体的湿热。

4. 不要刺激皮肤。在皮肤过敏期间，尽量减少外界对皮肤的刺激，不要抓破皮肤，否则会引发炎症，也不要用过热的水洗浴，不要穿容易产生刺激或摩擦皮肤的衣服，尽量穿棉质的衣服。

肠胃湿热体质者应该怎样自我调养

肠胃湿热是我国南方地区的常见病症，因为南方人大多脾虚，气候湿热，经常出现脾虚夹有湿热的症状，不过，南方人习惯喝凉茶，能够明显缓解肠胃湿热的症状。想要令肠胃湿热的身体恢复健康，一般来说主要的手段就是进行清热利湿。除了服用药物之外，还应该从日常的饮食着手，多吃一些清淡的食物，少碰辛辣、油腻的食物。利用食物清除肠胃湿热，简单有效。

以下介绍几种适合肠胃湿热患者的食物。

1. 白萝卜：白萝卜可消食、清热毒，可以生吃也可以做成白萝卜汤。对肠胃湿热、消化性溃疡和食欲不好者特别有效。

2. 白扁豆：《本草纲目》称白扁豆为"脾之谷"，白扁豆能止泻痢，消暑，暖脾胃，除湿热，止消渴。所以，便溏、腹泻而伴有饮食减少、食欲不佳、疲乏无力等症状的人可以经常食用白扁豆。

3. 玉米：中医学认为，玉米有利尿消肿、健脾渗湿、调中开胃、益肺宁心、清湿热等功能。所以，人们平时在生活中要多吃玉米。

巧用穴位去湿热，这3个穴位能让你一身清爽

身体上也有一些祛除湿热的特效穴位，像足三里穴、三阴交穴以及丰隆穴都能祛湿功效。

足三里穴——健脾祛湿

足三里穴位于外膝眼下3寸，胫骨边缘。足三里穴是强壮要穴，能健脾祛湿，

平时可每日按摩足三里穴5~10分钟。

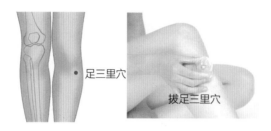

三阴交穴——健脾滋阴

三阴交穴在小腿内侧，足内踝最高点上的3寸处，胫骨内侧的边缘上，3寸大概就是除拇指外的四指并拢后的宽度。前面提到过，三阴交穴为脾经提供的湿热之气、肝经提供的水湿风气和肾经提供的寒冷之气三种经气交汇的地方，因此被称为三阴交穴。刺激此穴可健脾滋阴，祛除湿热。平时可以每天按摩5~10分钟。

丰隆穴——祛湿化痰

丰隆穴在第112页介绍过，按摩丰隆穴可以祛湿化痰。

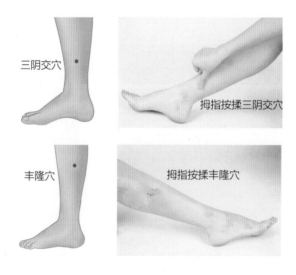

第六节　血瘀易生病，血瘀体质如何调养

血瘀体质主要是由于体内血液流通迟缓不顺畅，从而逐渐形成的一种体质。造成血瘀体质的原因有很多，最为常见的是情绪长期抑郁，或者长期居住在寒冷的地区，又或者脏腑功能失调等。血瘀体质者大多偏瘦，而且会有偏头痛、肋间神经痛等现象。血瘀体质者如果生病，很容易转化成各种慢性疾病，经久难愈。血瘀对人体的伤害非常大，一定要注意及早调理，活血化瘀，使血流畅通。

另外，血瘀体质主要与肝有关，肝主疏泄，肝功能好的话，身体的气机畅通，血就畅通。中医认为，气滞和血瘀是密不可分的，气为血之帅，气行则血行，肝藏血，肝气郁滞，就会导致血瘀，从而逐渐形成血瘀体质。所以改善血瘀体质，疏肝理气也是比较重要的方法之一。

血瘀体质典型特点

身材偏瘦： 从形体上来看，大多偏瘦。

性情易躁怒： 性情非常急躁，烦躁易怒，而且非常健忘。

易患出血症： 容易患各种出血症，特别是容易引发各种心脑血管疾病、中风、胸痹等症。

畏冷： 非常怕冷，尤其怕寒冷的天气，也怕风吹。

掉发脱发： 脱发现象严重，头发经常大把大把地掉。

唇色深紫： 嘴唇颜色非常深，甚至偏紫。

黑眼圈： 眼眶暗黑，上下眼睑也呈紫黑色，容易出现黑眼圈。

皮肤干燥： 皮肤由于缺乏血液的滋养，黯淡无光，非常粗糙、干燥，或者呈鱼鳞状。

指甲厚、硬，有花纹： 手指甲或脚趾甲增厚变硬，手指甲上有条状或点状白色花纹。

身体某部位疼痛： 身体某些部位有固定的疼痛，时时发作，夜间痛感尤为明显。

食欲不振： 腹部常有饱胀感，胃口不佳。

血瘀体质的自测判断

□ 1. 皮肤经常出现乌青或青紫瘀斑吗？
□ 2. 面部两颧部位是否有红血丝？
□ 3. 经常感到身体某个部位疼痛吗？
□ 4. 面色晦暗或者脸上有斑吗？
□ 5. 掉发现象严重吗？
□ 6. 舌下有青筋吗？
□ 7. 经常觉得腹部胀满吗？
□ 8. 口唇颜色发乌发紫吗？

— 备注 —

如果你有 4 项以上打
√，便可判断你的体质
属于血瘀体质。

图解血瘀体质者舌象，一看就懂

血瘀体质者的舌质青紫，或有紫色斑点，舌体胖大，
而且有瘀斑，舌下有青筋。

舌暗紫，苔苍白，有瘀斑

如果舌头的颜色呈暗紫色，舌苔偏白，舌体有瘀斑，而
且非常干燥。提示患者体内除血瘀外，湿热瘀结日久，已灼
伤津液。

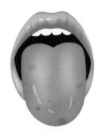

血瘀体质舌象

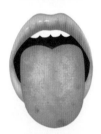

血瘀兼湿热舌象

活血化瘀，疏通气血

血瘀体质者长期被身体的疼痛困扰。因为血瘀体质者的血脉运行不通畅，无
法及时排除和消散离经之血，使这些血液在体内滞留，堵塞经脉，并在各脏腑瘀
积下来。如果身体稍微碰一下，就会有瘀斑，或者眼睛有很多红血丝，这些现象
都提示你该活血化瘀了。

血瘀体质者一般都存在血行不畅的现象。身体的血液温则行，寒则凝，就像
水在寒冷的环境里流动很慢一样。所以，血瘀体质者要避免受寒，注意保暖。冬

天多穿衣服保暖，夏天少用空调，多出汗，平时要保证充足的睡眠，多运动。其实，最廉价最有效的活血化瘀方法就是运动，坚持合理的运动，便能促进血液循环，使气血畅通，从而起到活血化瘀、疏通气血的作用。

人如果长期处于血瘀状态，身体的组织就会缺血，人体衰老速度就会加快。而且，血瘀体质者一旦生病，便很容易转化成各种久治不愈的慢性病。中医有句话，叫久病入络，因此，血瘀体质者在平时生活中一定要注意活血化瘀、疏通气血。

总的来说，血瘀体质者养生重在活血化瘀，疏通气血。

血瘀体质者的日常养护，请跟着这样做

血瘀则百病起，血瘀对人体的危害非常大。建议大家在生活中注意养护和调理，有效改善血瘀体质，使身体恢复到健康状态。调理血瘀体质的方法非常多，像运动疗法、食疗法、药物治疗等，只要运用得当，就能有效改善血瘀症状，使身体气血通畅。

1 运动化瘀法

运动能促进身体血液循环，疏通气血，使五脏六腑得到气血的滋养，从而调节血瘀体质。注意不要进行太激烈的运动，尽量选择一些和缓的有氧运动，像散步、瑜伽、太极、游泳等。

2 饮食化瘀法

可以适当多吃生藕、木耳、桑葚、海参、红糖、葡萄酒等能活血化瘀、补血养血的食物。另外，血瘀体质者尽量少吃会影响血液循环的食物，比如冰镇西瓜、冰镇啤酒、冰激凌等寒凉、冷冻的食物，以及柿子、李子、石榴等收涩食物。

3 作息规律

在生活中，血瘀体质者要养成良好的作息规律，早睡早起。而且一定要避免寒气入体，多喝温开水，避免久坐，要经常起来走一走。建议平时早晚拍打身体，疏通经络。

4 药物治疗

平时，可以用红花、三七、地黄、当归等活血化瘀类中药泡茶喝，或者在炖汤的时候放点以上药材，便能起到很好的活血化瘀效果。不过，只能适当进补，不可过量，否则会适得其反。

5 心理调理

血瘀体质者大多都由肝气郁结所致，要注意管理好自己的情绪，及时疏导不良情绪。平时一定要保持快乐愉悦的心情，一旦心情舒畅，则百脉畅通，瘀血自化，气血自通。

气滞则血瘀，按揉手臂这3个地方，气血畅通

前面提到过，通俗一点来说，血瘀就是血液通道瘀堵了。体内一旦血流不通，就如同河流堵塞，会产生各种健康问题。

中医认为，气为血之帅，气行则血行，所以气滞和血瘀通常是不分家的。特别是一些气虚的人，因没有足够的动力推动血的运行，进而导致血瘀。还有很多人肝郁气滞，也会引起血瘀。所以，血瘀体质者的调理，关键在于疏通身体的气机，修复血液流通的动力，气机通畅，也会带动血的运行。其实，人的身体是一部精密的机器，很多穴位便是治病的良药。合谷穴、内关穴、天泉穴都是活血化瘀的特效穴位，平时只要经常按一按，便可让身体气机畅通，活血化瘀。

合谷穴——行气活血

合谷穴能疏通经络、行气活血、消肿止痛。

取穴方法：合谷穴在虎口处，五指并拢，虎口处肌肉隆起的最高点便是。

刺激方法：每天在工作的间隙掐一掐按一按合谷穴，既能缓解疲劳，还能有效活血化瘀，疏通气血。需要注意的是，平时掐按合谷穴时，拇指指甲应该是平行于掌骨的，而不是垂直于掌骨。

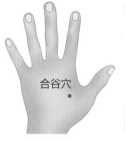
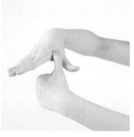

合谷穴

拇指指端掐按合谷穴

内关穴——疏经通络

内关穴可治疗失眠、舒缓压力、疏经通络，尤其适合血

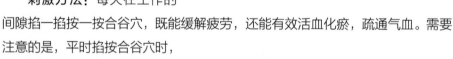
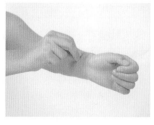

内关穴

拇食中三指尖叩击内关穴

瘀体质者。同时，内关穴还可以辅助治疗心血管疾病，如辅助缓解心绞痛。

　　取穴方法：内关穴在腕横纹上2寸，两筋之间。

　　刺激方法：拇食中三指尖叩击内关穴，每次至少叩击3分钟，每天的次数不限。

天泉穴——宽胸理气

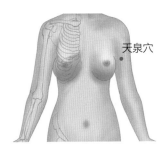
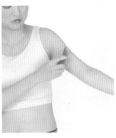

天泉穴

刮拭天泉穴

　　中医认为，"气滞血瘀按天泉，肘臂疼痛找天泉"。天泉穴能宽胸理气、活血通脉，辅助治疗心绞痛、肋间神经痛、膈肌痉挛、咳嗽、上臂内侧痛、视力减退等。

　　取穴方法：位于臂内侧，在腋前纹头下2寸，肱二头肌的长、短头之间。左右各一。

　　刺激方法：用拇指和食指揉捏肌肉隆起处，力道上可忽轻忽重，或用拇指轻压天泉穴约2分钟。也可以用刮痧板刮天泉穴，让刮痧板角部与穴位成90°，垂直向下按压，由轻到重，按压片刻后立即抬起，使肌肉复原，多次重复，手法连贯，常规每次刮拭30～50次。

舌下长青筋，每天喝一杯化瘀茶

　　如果舌下有青筋，便提示血瘀症状严重，这类人很容易患各种心脑血管疾病。在这里介绍一款化瘀三花茶，适当饮用可有效活血化瘀，消除病痛。

化瘀三花茶

　　材料　玫瑰花、菊花、红花各适量，冰糖少许。

　　做法　在杯子中放入适量的玫瑰花、菊花、红花，将煮开的沸水倒入杯中，并根据自己的口感喜好加入适量冰糖。如果长期坚持喝这种茶，便能很好地改善血瘀症状。

为什么三花茶的活血化瘀效果那么好呢？还要从这道茶使用的三种材料说起。

1. 玫瑰花：入肝、脾、胃经，可解郁行气，活血散瘀，特别能解肝的郁结之气，而且玫瑰花入肝经血分，它既是理气药，也是活血药。

2. 菊花：不但清香芬芳，而且能够疏散风热，清肝明目，平肝阳，去肝火，清热解毒。菊花中有大量的黄酮类物质，能够扩张血管，增加毛细血管的抵抗力。

3. 红花：红花的气香行散，能入血分，具有显著的活血化瘀、通经止痛的作用，还能最大限度地改善血液循环。红花还能消除人的烦躁情绪，使人心态平和。

可见玫瑰花、菊花、红花都有活血化瘀的功效，三者合用，强强联手，功效翻倍。血瘀体质者最好坚持每天饮用，经过一段时间之后，身体的血瘀现象便可大大改善，气血通畅，身体也会逐渐恢复到健康状态。

第七节　肝气郁结最伤身，气郁体质者养肝护肝是重点

气郁体质是因为长期情志不畅、气机郁滞形成的一种体质状态。气郁体质的主要特征是郁闷，这个词人们再熟悉不过了。郁闷，就是气不顺了。必须从气机上排除气郁，才能改善郁闷状态。气机其实就是气的运动，而气是不断运动着的活力极强的精微物质。当气不能外达，而郁结于体内时，就会形成气机郁滞。中医认为，气机郁滞多由忧郁烦闷、心情不舒畅所致。如果长期气郁，人体的血液流通也会不顺畅，发生瘀堵现象，从而危害身体健康。

而气郁最容易伤肝，肝主疏泄，喜条达，肝气郁结对身体的危害非常大。肝气不舒会使身体五脏六腑遭殃，导致身体的整体健康状况恶化。因此，对于气郁体质者而言，一定要注意养肝护肝，预防气郁伤肝。

气郁体质典型特点

身材瘦弱：多以瘦人为主，形体比较瘦。

胸胁疼痛：身体胸胁部胀满或走窜疼痛，经常发生乳房胀痛现象。

便秘：容易发生便秘现象，大便燥结，小便比较正常。

咽部痰多且有异物感：痰多，咽部感觉有异物。

睡不好，吃不好：平时睡眠质量很差，常常睡不好，食欲不佳。

精神状态不佳：神情忧郁，很少显露笑容，经常感觉郁闷，心情总是很低落，平时动不动就叹气；精神上总是高度紧张，很难放松下来，特别容易焦虑不安。

对环境适应力差：对精神刺激的适应能力非常差，特别讨厌阴雨天气。

气郁体质的自测判断

□ 1. 总是觉得不开心吗？
□ 2. 总是精神紧张或焦虑不安吗？
□ 3. 容易多愁善感吗？
□ 4. 容易感到害怕或受到惊吓吗？
□ 5. 经常感觉乳房胀痛吗？
□ 6. 讨厌阴雨天气吗？
□ 7. 平时动不动就会叹气吗？
□ 8. 咽部有异物感吗？

— 备注 —

如果你有四项以上打√，那么即可判定你属于气郁体质。

图解气郁体质舌象，一看就懂

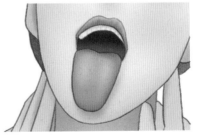

人体内气郁必然会导致身体血流不畅，在舌头颜色上就表现为暗红。如果整个舌头颜色呈暗红色，特别是舌的两侧都凹陷下去了，说明肝气不舒了，进而使得整个身体的气机运行不畅，气机郁滞。

若舌头伸出来是尖尖的，并且颜色发红，特别是舌尖以及舌边部分比较红，也是气郁体质的典型舌象。舌尖红代表肝气郁结，舌尖特别红则代表心火偏旺。因肝属木，心属火，木生火，所以，肝火旺的人心火也会越来越大，心火越来越大以后，就会出现心肝火旺的问题，常伴有郁闷、烦躁易怒、焦虑、耳鸣、情绪不稳定、乳房胀痛、两肋疼痛、失眠、多梦等症状。

如果发现舌头由尖变胖圆，说明体内不仅肝气不舒，还兼有湿气很重的情况。这是由于气机郁滞而导致水湿无力运行，进而积聚在舌头上引起的。在疏肝理气的同时，还应注意祛湿。

疏解郁滞，不郁闷

中医理论认为，"百病从气生"，"气"有内、外之别。外气指的是风、寒、暑、湿、燥、火，内气则指喜、怒、忧、思、悲、恐、惊等"七情"。若能让七情自然而发，不仅不会对身体的健康产生威胁，还能增强脏腑的功能，然而若是七情太过，便会使身体五脏六腑遭殃，所以中医讲"怒伤肝，喜伤心，忧悲伤肺，思伤脾，惊恐伤肾"。

气郁体质者易被"内气"也就是情志所伤。气郁体质者平时要注意调养气血、畅达情志、疏导气机，长期情志不畅、气机郁滞，会使人对精神刺激的适应能力变差，性格变得内向不稳定，忧郁脆弱，敏感多疑，比其他人更容易受失眠、抑郁症、神经官能症等疾病的困扰。

气郁体质者平时要多参加各种社会生活，多和朋友交流沟通，切忌让郁闷之气郁结在体内，让养生从"心"开始。气郁体质者养生重在使情志畅达，疏导气机，驱散心中的雾霾，让生活充满阳光。

《素问·上古天真论》中说："恬淡虚无，真气从之，精神内守，病安从来？"虽然我们现代人要做到精神内守很难，但是，平时要让七情发散出来，该喜则喜，该怒则怒，该思虑时思虑，该恐惧时恐惧，该悲伤时悲伤，使情志协调，不可压抑情绪，唯有如此，才不会伤害身体的气机。身体气机顺畅了，人的心情也就好了。人们常说的心平气和就是这个道理，唯有心平，才能气和。

养肝茶自己配，轻松搞定

给大家推荐几款茶饮，这些茶能养肝护肝、解肝毒，只要坚持饮用，你的肝脏会越来越健康。

柚子皮茶

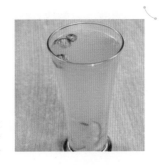

材料 菊花、蜂蜜、柚子皮各适量。

做法 将三种食材放入杯中，用沸水冲泡。两胁胀痛、肝区胀闷、心烦易怒等肝气郁结的人平时可多喝，另外此茶能润肺健胃，预防心血管疾病。

菊花枸杞茶

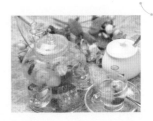

材料 菊花10克，枸杞子5克。

做法 直接泡茶饮用。这道茶能滋阴降火、清肝热泻肝火，对阴虚火旺型气郁体质者尤其适宜。

决明子茶

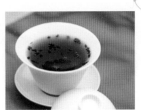

材料 决明子10克。

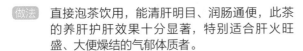

做法 直接泡茶饮用，能清肝明目、润肠通便，此茶的养肝护肝效果十分显著，特别适合肝火旺盛、大便燥结的气郁体质者。

蒲公英茶

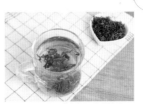

材料 蒲公英10克。

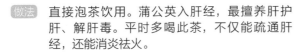

做法 直接泡茶饮用。蒲公英入肝经，最擅养肝护肝、解肝毒。平时多喝此茶，不仅能疏通肝经，还能消炎祛火。

肝气郁结，做好养肝工作

肝脏对人体的重要性不言而喻，它是人体重要的排毒器官。肝脏一旦出了问题，很多垃圾就会堆在身体内，对身体的危害极大。所以，人们平时在日常生活中一定要注意养肝护肝。

不生气

生气是导致肝气郁结的罪魁祸首。中医认为，肝主怒，过怒则伤肝。但是，心中如果有怒气，也不要忍，郁气更伤肝，要想办法疏泄，比如上山大喊等。

每天揉腹

揉腹的过程中会疏散体内郁结的肝气，从而疏肝理气。揉腹时，既可按摩腹部，也可推摩腹部。如用手掌以顺时针或逆时针转圈的方式对腹部进行轻揉按摩。推腹时，可用手掌掌根，对腹部及周围进行由上而下的推摩。早晚各做一次，能养肝护肝。

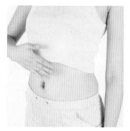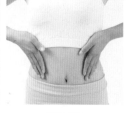

掌揉腹部　　　　　　掌推腹部

情志疗法

肝气郁结属情志病。所以，养肝要养心，要排除思想上的苦闷，可找心理医生帮忙，或者多听听欢快的音乐。多做自己喜欢的事情，让自己开心、快乐。

多接触大自然

肝喜绿，绿色最养肝，所以肝气郁结的人每天要坚持去大自然中走走，让大自然来滋养自己的肝脏，多看看绿色植物。大自然是人类的母亲，能够帮助我们的身体恢复到健康状态。

每天敲胆经，推肝经

每天早上循着腿外侧裤线位置来回敲，哪里痛，说明那里有毒素瘀积，要重点敲那里。每天坚持敲10分钟，胆经就慢慢疏通了。另外，每天睡前把双腿弯曲、打开，先从左腿开始，双手相叠按在大腿的根部，再用力向前推到膝盖。反复推50遍，两腿交替进行，可以畅通肝经。

穴位疗法

艾灸行间穴、太冲穴，可疏肝解郁，改善肝气郁结。行间穴，位于足背侧第一趾和第二趾之间指蹼缘后方赤白肉际的地方，归属足厥阴肝经。肝经的水湿风气由行间穴顺传而上，它具有清肝泻火、疏肝理气的作用，是治疗肝经实热之主穴、清肝泻肝之要穴；太冲穴，在足背侧，当第1跖骨间隙的后方凹陷处，是肝经的原穴，能降血压、平肝清热、清利头目。

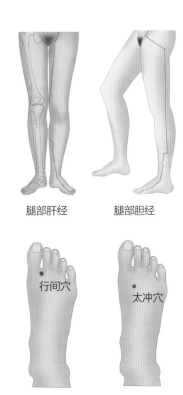

腿部肝经　　　腿部胆经

行间穴　　　太冲穴

可用拇指指尖用力掐按行间穴、太冲穴各2～3分钟，左右两穴交替进行。

第八节　调理过敏体质，先让肺、脾、肾三大脏器恢复和谐

过敏指的是身体对某些物质出现一种特异性反应，例如出现哮喘、风疹、皮肤肿胀、不停打喷嚏等症状。过敏体质一般是因为先天禀赋不足或因后天身体生理功能以及外在环境的变化，使得人体的适应能力发生改变的一种体质状态。

过敏体质者的过敏反应也分很多种，较为常见的有药物过敏、食物过敏等；另外过敏体质者对外界环境适应能力很差，容易引发各种久治不愈的疾病。过敏体质者的养生重在提高身体的免疫力，益气固表，养血消风，从而从根本上改善体质。

过敏体质典型特点

易患荨麻疹：荨麻疹是由于皮肤、黏膜小血管扩张及渗透性增加而产生的一种局限性水肿反应，症状为皮肤或黏膜突然发生瘙痒性、水肿性风团，色红或苍白，发作的时候非常快，消退起来也非常快，而且没有痕迹。

易患哮喘：哮喘属于一种气道慢性非特异性炎症性疾病。其典型表现为发作性哮喘、咳嗽、咳痰和肺内有哮鸣音。

易患咽痒：过敏体质者经常会出现咽部不适，比如咽部干燥、发痒、微痛，干咳，讲话易疲劳，或刷牙漱口、讲话多时易恶心作呕。

易患鼻塞：常见原因包括鼻炎、鼻窦炎、鼻中隔偏曲、鼻息肉等。

易打喷嚏：当灰尘、细菌、花粉等进入鼻腔后，过敏体质者很容易打喷嚏。

易流鼻涕：过敏体质者遇到某些刺激，会不停地流鼻涕。

对某些药物或食物容易过敏：过敏体质者服用某些药物后容易出现皮疹、水肿等症状，吃某些食物后会出现皮疹、腹泻及肠胃不适等症状。

对外界环境适应能力差：过敏体质者对季节的适应能力非常差，非常容易引发各种久治不愈的疾病。

过敏体质的自测判断

☐ 1. 是否很容易打喷嚏？

☐ 2. 是否使用酸性保养品时皮肤会有刺痛感？

☐ 3. 是否一喝酒皮肤就发热发红？

☐ 4. 长时间待在不通风的室内，皮肤会发热发红吗？

☐ 5. 是否在冬天皮肤经常感觉很痒，出油大，皮肤却没有光泽？

☐ 6. 是否皮肤很薄，一晒就发红，没泛红时隐约透出青色血管？

— 备注 —

如果以上项目你有四项及以上打√，基本上就可以判断你的体质属于过敏体质。

图解过敏体质舌象，一看就懂

舌体比较胖大，舌质暗淡，而且颜色偏红，舌两边有齿痕，苔白厚腻，这就是过敏体质的典型舌象。中医认为：过敏体质多是先天的，舌象会呈多样性且多变，严重者还可见深大裂纹、花剥舌。过敏体质者一般免疫力低下，常伴有面垢油光、易生痤疮、口苦口干、身重困倦、大便黏滞不畅等症状。

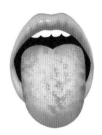

过敏体质者舌象

修补缺陷，摆脱过敏困扰

过敏体质者属于一类非常特殊的人群，他们在生活中会受到很多限制，这主要是由于过敏体质者会对某些正常人习以为常的物质产生过敏反应。一旦过敏体质者接触到过敏原时，便很容易出现各种过敏反应，非常痛苦，严重的过敏反应甚至会危及生命。

过敏体质者在日常生活中要尽量远离各种过敏原当然，过敏多了解自身也很重要，从根本上改善体质是治本之道。体质养生的主要方法在于益气固表和养血消风。

过敏体质和肺、脾、肾三脏功能有非常大的关系。所以，过敏体质者的养生措施主要是要调补肺、脾、肾，肺、脾、肾功能强大了，身体抵抗力也就更强了。补益肺气能够起到益气固表、预防外邪侵袭的作用；健脾则可以明显增强胃肠功能，以免体内有痰浊瘀积；补肾便可固本扶正，从而增强过敏体质者的免疫力。

对于任何疾病，中医都讲究"三分治，七分养"。过敏体质人群在日常生活中的养生方法主要有以下几个方面。

运动养生

过敏体质者要适当参加体育锻炼，增强身体的抵抗力。有效的运动能明显增强肺、脾、肾的功能。过敏体质者可选择走路、跑步、太极拳、八段锦、瑜伽、舞蹈、游泳等各种运动形式，主要以有氧运动为主。对冷空气过敏的人，平时可适当进行冷水浴等耐寒锻炼，提升自己适应气候变化的能力。

起居养生

过敏体质者的居处环境一定要干净、卫生，经常洗晒被褥以及床单，勤换枕头，否则，衣被会蕴藏潮湿之气，或滋生螨虫，从而引发过敏反应。春季是过敏高发季节，百花齐放虽美，却很容易给过敏体质者带来过敏反应，所以过敏体质者要减少户外活动，防止花粉过敏。另外，过敏体质者最好不要饲养和接触动物，避免螨虫等引起过敏。

食疗养生

食疗养生的目的也是调补肺、脾、肾三脏的功能。就补益肺气而言，可选择黄芪、山药、党参、红景天等；就调理脾胃而言，可选择健脾化湿的藿香、佩兰、白术、白扁豆等；补肾则可选择枸杞子、杜仲、何首乌、芡实等。

心理养生

过敏体质者常常急躁，但是急躁也会导致各种过敏反应。所以，过敏体质者要培养乐观、豁达、宽容的心理状态。一旦人感到精神愉快，则身体营卫流通，气血通畅，免疫力增强，便能抵抗各种过敏反应。切记不可忽略心理养生，快乐是所有疾病最好的药，快乐的人免疫力一般都比较强。

过敏体质者食疗法

过敏体质者易发生过敏反应主要是由于先天禀赋异常，正气不足，肺卫不固，使得风、寒、燥、火、湿等病邪入侵身体导致的。所以，过敏体质者一方面要尽量远离过敏原，更重要的是过敏体质者要利用一些方法来积极改善体质，扶助正气，有效防范过敏。其中，利用药食两用类食疗方便能有效调节免疫力。

姜醋汤

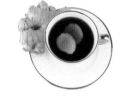

材料　红糖100克，姜50克，醋半碗。

做法　将以上所有材料放入锅中，加适量清水，一起煎煮，去渣温饮，每次1小杯，每日2~3次。姜醋汤能活血消肿，散寒止痒，尤其适宜对鱼、虾、蟹等海、河鲜引起的过敏瘙痒难忍者。

薏米绿豆粥

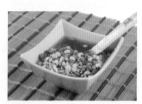

材料　绿豆50克，薏米50克。

做法　将绿豆洗净，用凉水泡3~4小时，薏米洗净；锅中加水适量，大火烧开后放入薏米和绿豆，再次烧开后改小火煮1小时成粥即可。此粥能清热利湿，对急性湿疹、皮肤红斑、丘疹等过敏反应比较适用。

经常艾灸这3个穴位，让你远离过敏困扰

艾叶性温，能温通经络，调理气血，增强脏腑功能，调节免疫力，因此便能起到对抗过敏的作用。过敏人群可以经常艾灸以下3个穴位，若能长期坚持，便能逐渐摆脱过敏困扰。

血海穴——祛风止痒

血海穴属足太阴脾经，经常艾灸血海穴能调节气血、温经通络、养血润燥、祛风止痒，还能辅助治疗贫血、风疹、湿疹、皮肤瘙痒、神经性皮炎、雀斑等。

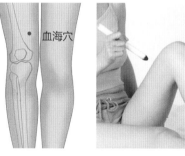

雀啄灸血海穴

取穴方法：坐在椅子上，将腿绷直，在膝盖内侧会出现一个凹陷的地方，在凹陷的上方有一块隆起的肌肉，肌肉的顶端就是血海穴。

艾灸方法：将艾条点燃的一端，像鸟雀啄食一样，施灸血海穴5~10分钟，以温热而授为宜。

曲池穴——散风止痒

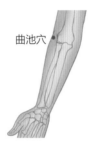
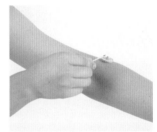

曲池穴能清热解表，散风止痒，消肿止痛，调和气血，疏经通络，既能清外之风热，又能泻内之火邪，属于表里双清之要穴。经常艾灸曲池穴能够疏散风热，解表散邪，解全身风热表邪，帮助改善皮肤瘙痒、内脏湿热、过敏性哮喘等。

隔姜灸曲池穴

取穴方法：屈肘成直角，肘弯横纹尽头处即是。

艾灸方法：将生姜切成2~3毫米厚的薄片，用针在生姜片上扎几个孔，置于穴位上，把艾炷放在姜片上点燃，施灸5~7壮。

肺俞穴——调补肺气

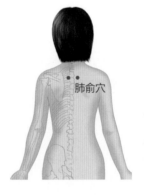
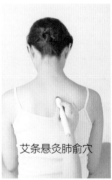

肺俞穴属足太阳膀胱经，具有调补肺气、补虚清热的功效，对过敏性哮喘有调节作用。还能辅助治疗皮肤瘙痒、荨麻疹等过敏性疾病。

艾条悬灸肺俞穴

取穴方法：在第三胸椎棘突下，旁开1.5寸处。

艾灸方法：将艾条的一端点燃，对准应灸肺俞穴，距皮肤10~15厘米，熏烤5~10分钟。

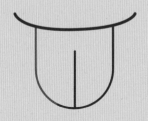

第五章

舌头上有张"疾病图谱"，通过舌象看健康

舌头上有张"疾病图谱"，人体的很多疾病都能在舌头上体现出来。比如，如果舌质鲜红，说明体内有虚火；如果舌苔黄腻，说明体内有实火……所以，中医认为，舌头是身体健康状况的晴雨表。

第一节　心脏出问题，舌象先知道

大家都知道，心脏的主要功能是为身体血液的流动提供动力，使血液在全身流通。当代社会，心脏出现不适症状的人越来越多。其实，平时人们如果多注意观察自己的舌象，便能预知自己的心脏状况，了解自己的心脏是否健康。

通过舌象了解心脏健康状况

那么，怎样通过了解心脏的健康状况呢？来看以下几种情况。

舌苔颜色发白

健康人的舌头一般是淡红色的，而且舌面上有一层淡淡的、薄薄的舌苔。舌苔一旦出现了发白的情况代表身体气血严重不足，也可能是贫血性心脏病的征兆，若还伴随身体疲乏无力的情况，那么就应当引起高度重视。因此，平常应多观察舌苔的颜色变化。

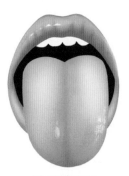

舌苔颜色发白

舌头看起来有些发紫

舌头出现了发紫的状况，一般代表身体血管内的血液瘀滞，若同时还有失眠、头痛等症状出现的话，那么身体很可能已经出现了心脑血管疾病，最好主动到医院进行检查，以免延误病情。

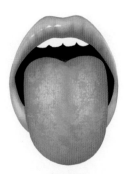

舌象发紫

舌下青筋比较突出，而且颜色非常深

第二章讲过，正常情况下，健康的人舌下静脉颜色非常淡，而且，也不会呈现突出状。然而，现在很多人舌下青筋突出，非常粗大，甚至像蚯蚓一样，这类人群心脑血管可能已经出现了一些问题，要特别注意。

舌头过度鲜红

正常情况下，健康人的舌头是淡红色的，颜色不是很深。中医理论认为，如果舌头的颜色过度鲜红是心阴虚的征兆，心阴虚很容易引发各种心脑血管疾病，所以，如果舌头过度鲜红，要特别小心。

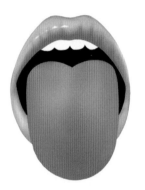

舌下青筋突出

过度鲜红舌

巧用饮食护心脏

研究发现，很多心脏病症都和饮食有关。俗语说，病从口入。大家一定要好好守住"嘴"这道门，使我们的心脏维持在健康状态。

少吃一口盐

盐吃得过多，会摄入过多的钠，进而加快心脏的衰老和血管的硬化。所以，尽量不要吃得太咸，适度即可。

少吃一口肉

如果每天吃肉过多，患心血管疾病风险会增加16%，癌症风险则会增加10%。所以，在平时的饮食当中，应当坚持少荤多素，以素食为主、肉类为辅的原则。

少吃一块糖

近年来，糖已经成为"甜蜜的烦恼"。由于糖引发的各种健康问题与日俱

增。糖的过度摄入，会使人的体重增加，胆固醇含量上升，从而对心脏造成巨大威胁。

少吃油炸食物

油炸食物固然诱人，却对身体健康造成了很大的威胁。油和脂肪在高温环境当中，会形成大量自由基，从而引发癌症。而且，食物中的反式脂肪酸会在身体内引发各种炎症，增加低密度脂蛋白的含量，进而造成动脉硬化。

少喝酒

适度饮酒，对心血管健康是有益的。但是如果过量饮酒，则可能引发心衰现象，身体中风的风险也会大幅增加。

少抽一支烟

烟草中的尼古丁会对心脏、肺脏、血管以及呼吸道产生伤害。所以吸烟百害而无一利，要尽量做到少吸烟，不吸烟。

巧用穴位护心脏

心血管最容易发生堵塞，也最害怕发生堵塞。其实，人体是一个精密的机器，比如身上就有两个使心脑血管畅通的特效穴，少府穴和鱼际穴。心血管一旦畅通，堵塞消失，血液循环顺畅，舌头的颜色也就会慢慢恢复到健康自然的状态。

少府穴——心脏排毒要穴

一年之中，夏天最宜养心。所以，人们在夏天要做好心脏的排毒工作。像舌头溃疡、额头长痘等都是心脏毒素过多的表现，那么如何为心脏排毒呢？中医认为，少府穴是心脏排毒的重要穴位，按摩可有效祛除心脏毒素。少府穴的位置在手掌心第四、第五掌骨之间。当你握拳时，小指与无名指指端之间就是少府穴。尤其在夏天，建议经常对这个穴位进行刺激，可用力按压，两侧少府穴可交替按。最好坚持每天按摩，便能祛除心脏毒素。

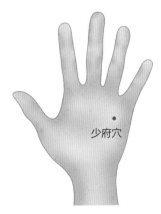

少府穴

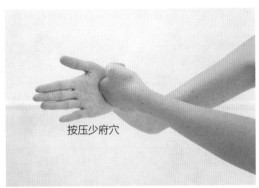

按压少府穴

鱼际穴——随身携带的救心丸

鱼际穴位于手外侧，第一掌骨桡侧中点赤白肉际处，是身体自备的救心丸，一旦出现心悸、心绞痛、胸口发闷等各种状况，便可马上用大拇指的指尖掐揉鱼际穴。掐的力度要大，用力掐9下。最好的方法是，另一手的大拇指指尖用力掐按鱼际穴。可以每天坚持刺激3~5分钟，效果非常好。

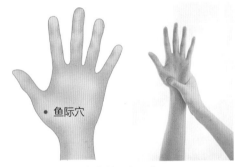

鱼际穴

拇指掐压鱼际穴

第二节 胃火大、舌苔黄、有口臭，怎样做才能改善

很多人的舌苔都会发黄，有的发黄面积很大，而且还有严重的口臭，这其实就是胃火大的症状。舌苔黄而且很干，就只是单纯的胃火。但是如果舌苔黄腻，则代表人体内不但有胃火，还有湿气。也就是说，胃火大的人舌苔都比较黄。胃肠道不适者除了舌苔黄以外，还会出现胃部灼热疼痛、口干口臭、便秘、牙龈肿痛以及食欲不好等症状。胃火也分虚实，虚火的表现为便秘，舌红少苔；实火主

要表现为口干口苦，大便干硬。胃火大对人的健康会造成严重威胁，所以必须及时去除胃火。

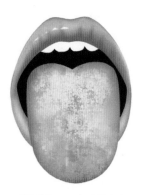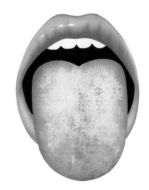

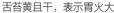

舌苔黄且干，表示胃火大　　　舌苔黄腻，表示胃火大且有湿气

生活习惯要养好

1. 苦寒不分家。要多吃一些苦味的东西能有效祛除火气。胃火大的人可以多吃一些苦瓜。

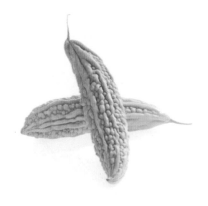

2. 平时要多喝水，每天尽量喝足八杯水，而不要等到身体发出口渴的信号才喝水。正常情况下，身体每天会流失大量水分，如果不及时补充足够的水分，上火是必然现象。当然，还可以通过多吃一些水果补充水分。

3. 多喝蜂蜜水。火气重的人要多喝蜂蜜水，能够滋阴养颜，润肠排毒，清热解毒。不得不说，蜂蜜的确是大自然馈赠给人类的最佳礼物。

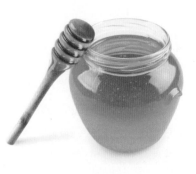

4. 睡前泡脚。泡脚能够引火归元，引火下行，容易上火的人每天坚持泡脚，能有效去火。

5. 戒除一切辛辣食物，不吃烧烤、油炸食物。这些食物含热量很高，容易助长火气。

用两种绿色食物去胃火

绿茶和绿豆都能有效去胃火，是"降火"小能手。将绿茶和绿豆这两样绿色食物结合起来，效果更好。

用绿茶粉和绿豆粉，按照1：1的比例调匀，再和面粉又按照1：1的比例调匀，慢慢加水，和面，可以做成手擀面或者面片。这款绿茶绿豆面色香味俱全，颜色碧绿，既富含绿茶的香味，又有绿豆的甘甜。

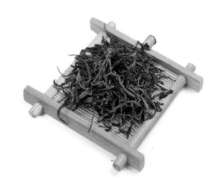

为什么绿茶绿豆面有这么好的去胃火效果呢？绿茶中富含咖啡因和茶多酚，能避免刺激胃酸的分泌，绿豆入心经和胃经，去火功效卓著。所以，绿茶绿豆面不寒不燥，清热解毒，去胃火效果非常强。

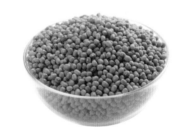

轻按大陵穴，口臭去无踪

大陵穴是除口臭的特效穴。中医认为，脾胃之火太过，就会产生口臭。大陵穴为心包经上的穴位，能够清泻心火，而且它还能泻脾胃之热，改善口臭症状。

取穴方法： 大陵穴位于手掌和手臂交界处。当我们弯曲手腕时，在手腕部会出现两条横纹。第2条腕掌横纹的中点，两个肌腱之间便是大陵穴的位置。

操作方法： 用一手拇指腹按压另一手大陵穴。用力向下按压，按压的过程当中，边按边揉。左右手交替进行，每次每个穴位按揉5～10分钟，最好坚持每天按压，才能去除胃火，治疗口臭。

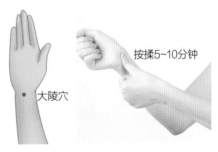

按揉5~10分钟

大陵穴

第三节　舌头苍白、指甲裂，当心是血虚

　　血液遍布我们的全身上下，如果人的身体血液充足，气血畅通，那么各种病痛也会大大减少，老化速度也会减缓许多，然而很多人却不知道如何养血，也不知道自己是否有血虚的症状。

　　血虚主要指的是人体内血液不足，无法滋养五脏六腑，导致身体出现全身性衰弱。不过，中医讲的血虚，和西医的贫血并非同一个概念。血虚的人未必贫血，但是贫血的人一定是血虚。

为什么说舌头苍白、指甲裂是血虚

　　中医理论认为，一般如果舌头苍白，就暗示患者血虚。试着经常观察自己的舌头，就可以发现自己是否血虚。这主要是因为血虚患者身体血液不足，整个身体缺血，无法滋养身体的各个器官，使得舌头淡白无华，极为苍白。所以舌头苍白是血虚的一个非常明显的特征。

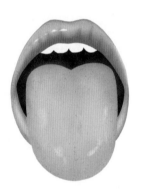

舌头苍白

　　另外，由于人体血液量不足，无法滋养身体，也无法到达身体末端，所以人的指甲会发生断裂或变薄现象，而且颜色苍白黯淡无光泽。还伴有心悸、耳鸣、贫血、肌肤干燥、缺乏自信、焦虑不安等。

　　在我们的生活当中，血虚的人极为常见，特别是女性更容易出现血虚症状。这主要是由女性的生理原因决定的，每个月的月经以及分娩都会引发失血。现在不少女性都会出现产后血虚，如果没有及时调理，血虚的症状会更加恶化，从而引发更严重的疾病。中医认为，血虚的人要补血养血。

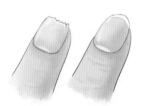

指甲断裂　　指甲变薄

利用食疗调养血虚之症

中医推荐的补血常用药食同源的食物有当归、阿胶、熟地、桑葚、红花等；补血的食品有黑芝麻、核桃、龙眼、乌鸡、猪血、猪肝、红糖等。血虚之人，可以经常食用这些补血食品，以改善血虚症状。另外，血虚的人要少吃大蒜、海藻、薄荷、菊花、白萝卜等。

当归乌鸡

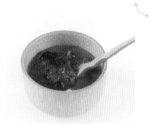

材料　乌鸡1只，红花、当归各15克，生姜、盐各适量。

做法　乌鸡收拾干净、切块，将红花、黄芪放入纱布袋中，与乌鸡、生姜一起放入锅中蒸煮，出锅前加盐调味，吃鸡肉、喝汤。

功效　可补血养血。

穴位补血又活血，养出健康好气色

除了日常注重饮食，养成健康的生活习惯外，还可以充分利用穴位来补血养血。下面来介绍人体的三大补血养血特效穴。

血海穴——运化脾血

血海穴在大腿内侧，髌底内侧端上2寸，股内侧肌隆起处。俗话说补血找血海穴，补气找气海穴。血海穴是脾经所生之血聚集之处，有化血为气、运化脾血的功能。拍打或按摩血海穴，能有效缓解妇女痛经、经血过多或过少，配合按摩三阴交穴、太溪穴效果更佳。若痛经伴有呕吐，同时按摩血海穴和足三里穴可立刻缓解症状。

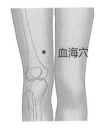

血海穴

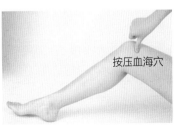

按压血海穴

三阴交穴——调和气血

三阴交穴在内踝尖直
上3寸，胫骨后缘处。三
阴交穴是肝经、脾经、肾
经交汇的穴位，脾统血、
肝藏血、肾生血，因此，
三阴交穴有调和气血、补
肾养肝的功用。

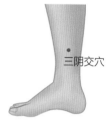

三阴交穴

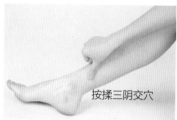

按揉三阴交穴

每天上午11点，可按揉左右小腿内侧的三阴交穴5~10分钟。常按可补血、
活血，保持血压稳定，特别对血压偏低的人补血效果显著。

足三里穴——补益气血

足三里穴位于外膝
眼下约3寸处。刺激足三
里穴可补益气血、培补元
气，是保证气血充足的首
选。对气血亏虚引起的头
晕、耳鸣、神经衰弱等

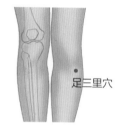

足三里穴

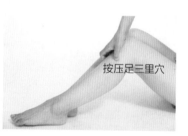

按压足三里穴

症有缓解作用。胃动力不足的人、胃气虚的人、因用眼过度或失眠熬夜而伤肝的
人，建议经常拍打、按摩、艾灸此穴。

第四节　舌质发白，甚至有裂缝、裂纹，小心亚健康

气血和津液是人体最基本的精微物质，二者相互配合，相互为用，共同维持
着人体的正常生理活动，是人体建立自愈抵抗机制的弹药，亦是人体健康的守护
者。然而，现在的人普遍处于亚健康状态，即中医所谓的气血不足、津液缺乏，
但是很多人却不自知，更不懂得如何调理身体。

通过舌象判断身体气血和津液是否充足

如何判断自己身体的气血和津液是否充足呢？其实，看舌象便可以判断。

棉花舌，提示气血严重不足

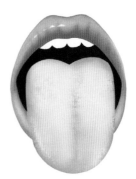

棉花舌

舌质的颜色过于淡白，像没有血色一样，如棉花一样白，所以又称为"棉花舌"，一旦你发现自己或别人的舌象是这种颜色，便可判断为气血严重不足。同时，整个人的气色也显得很差，且精力不足，容易疲劳。这种舌象往往舌体比较胖大，这是因为气血不足的人，运化体内津液的能力也会相应不足，从而导致舌头被痰湿充盈。

舌面出现裂纹、裂缝，提示缺乏津液滋养

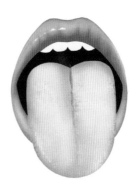

舌面出现裂纹、裂缝

若人的身体长期缺乏津液的滋养，舌面上便会出现裂纹、裂缝。据统计，基本上有一半左右的人舌面会出现不同程度的裂纹。就好比土地过于干旱时会发生龟裂的现象，津液对于人体的原理也是一样的。津液是什么呢？就是人体内所有有用的水液，津液是富含营养成分的，对身体的组织以及器官起着良好的滋养作用。例如我们平时喝进去的水，需要身体先转化成津液，才能对身体进行滋养，使身体维持在健康状态。

食疗补津液，养气血

气血不足、津液亏损的人，在饮食方面要尤其注意，千万不要吃那些辛辣的食物，而要多吃益气补血、滋阴养阴的食物，使身体气血、津液充足。下面介绍4种补津液、养气血的食物。

桃子

桃子味甘酸，性温，能够补中益气、滋阴养血、生津润燥、润肠消渴、强肌、润泽肌肤。经常吃桃子可以为人体补充气血、津液，改善气血、津液不足导致的面黄肌瘦、皮肤干燥等各种症状。

莲藕

莲藕既能生吃，也能熟食。生莲藕性寒，味甘，能够滋阴润燥，生津止渴；熟莲藕则具有养胃滋阴、健脾益气的功效，建议脾胃虚弱、气血不足、口干舌燥、肌肤干燥、面色无华的人多吃莲藕。

莲藕黑豆汤

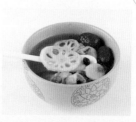

材料　猪小排300克，莲藕300克，黑豆50克，阿胶枣3个，盐、姜片各适量。

做法
1. 将猪小排清洗干净，放入煮沸的开水中汆，去泡沫，去血水，煮好后从锅中捞出沥水备用。
2. 将黑豆在水中浸泡3小时左右，捞出沥水备用。
3. 将莲藕清洗干净削皮后，切成片状备用。
4. 将沥水排骨、黑豆、切好的莲藕、备好的阿胶枣、姜片放入锅中，加入适量清水，煲80分钟左右即可。
5. 煲好后加入适量的盐调味，搅拌均匀即可出锅食用。

功效　补中益气，补血养血，生津止渴。对于气血亏虚、津液不足导致的身体不适有一定的改善作用。

蜂蜜

蜂蜜味甘性平，富含多种氨基酸，营养较为丰富，能够滋阴养阴，能为人体补气血，生津液。

银耳

银耳被称为平民的燕窝，味甘性平，能够滋阴、生津止渴、润肺补肾。而且，银耳滋润而不腻，能够明显改善胃肠津液不足导致的便秘，女性阴血亏虚导致的月经不调症状。银耳中含有多种氨基酸和矿物质，长期服用银耳能够润肤，有效抑制黄褐斑。

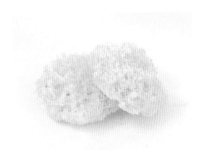

艾灸补气养血穴，让气血更健旺

气是人体的动力，血则是这个动力的源泉，气与血，一阴一阳，一虚一实，它们共同推动着人体的能量转化和新陈代谢。

当身体出现气血不足时，可以用艾条悬灸足三里穴5~10分钟，足三里穴在小腿前外侧，外膝眼下3寸，距胫骨前缘一横指处，按压有明显的酸胀感。足三里穴是胃经最重要的一个穴道，也是脾胃作为后天之本、气血生化之源的穴位代表，艾灸此穴可以促进血液循环、暖身养气血。

也可以艾灸血海穴，再搭配气海穴、关元穴。血海穴属于足太阴脾经，是治疗血症的要穴，具有活血化瘀、补血养血、引血归经之功效，刺激血海穴可以补益气血。取穴时屈膝，在大腿内侧，髌底内侧端上2寸，股四头肌内侧头的隆起处。而气海穴在脐下1.5寸（约2指宽）处，是全身的气聚集的地方；关元穴在脐下3寸（约4指宽）处，是关藏人体元气之处，也是人体元气进出的"门"。

人体自带生津穴，轻轻一按，大补津液

穴位是人体自带的灵丹妙药。那么，人身上有没有专门补充津液的穴位呢？当然有，人身上有一个非常有名的穴位叫太溪穴，太就是大的意思，溪就是溪流的意思，肾经水液在太溪穴这里形成了宽大的浅溪，所以叫太溪。经常按压太溪穴，能够有效为身体补充津液。太溪穴在足内踝后方与脚跟骨筋腱之间的凹陷处，建议每天可用手指按揉太溪穴5~10分钟。

除了太溪穴，人体还有一个重要的生津穴位，就是承浆穴。承浆穴在我们的颏唇沟正中间的凹陷处，能够生津敛液，舒筋活络。一般情况下，将舌尖抵上牙床，使任督二脉联通起来，便可对承浆穴产生按揉作用，从而产生大量津液。也可以用中指指腹按揉承浆穴并且边按揉边做环状运动，每次2分钟。

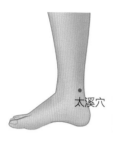
太溪穴

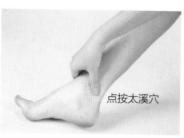
点按太溪穴

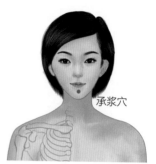
承浆穴

第五节 看舌象明辨糖尿病类型，两大方法调养糖尿病

从中医的角度来看，糖尿病属于中医消渴病的范围内，主要症状有多饮多食多尿、疲劳无力、消瘦等表现。

从舌象区分糖尿病类型

糖尿病患者除了通过血糖仪了解自己的血糖状况外，还可以通过舌象的不同特点来进行判断。

肺热津伤型：舌边、舌尖比较红，舌苔薄黄

表现：烦渴多饮、口干舌燥、尿频量多，脉洪数。

病因：肺脏通调水道的功能受损，水液循环受阻，津液无法布及全身、滋润脏器。由于积久而酿热，使津液耗损，所以患者突出表现为口渴多饮。

治法：清热润肺、生津止渴。

食疗：可以适当多吃能够生津润肺的食物，比如白萝卜、百合、绿豆、莲藕、荸荠等。

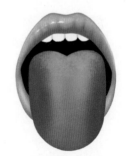
舌尖红、舌两侧红、舌苔黄

胃热炽盛型：舌质红，舌苔黄干

表现：多食易饥、形体消瘦、大便干燥、脉滑实有力。

病因：饮食不节或劳倦等多种因素伤及脾胃，使脾胃功能下降，则热郁于胃，胃火炽盛，津液耗损，津液不足，致使水谷不能分解，因此不能满足身体营养的需要，从而出现多食善饥的症状。

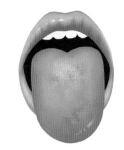

舌质红、舌苔黄干

治法：清胃泻火，养阴增液。

食疗：适当多吃鲜白萝卜汁、绿豆粥、西瓜、莲藕、甘蔗、绿茶等，可以帮助去胃火。也可选用黄连、莲子芯、麦冬等泡茶或做药膳以泻胃火。

肾阴亏虚型：舌质红，舌面无苔或少苔

表现：尿频量多、浑浊如脂膏，或尿甜，口干唇燥，脉沉细数。

病因：由于肾阴亏虚，肾主水的功能失调了，固摄无力，导致水液下趋而造成尿频。

治法：滋阴固肾，清热降火。

食疗：适当多吃鱼、虾、牡蛎、韭菜、山药、鲈鱼、板栗、枸杞子、何首乌等能补肾滋阴的食物。

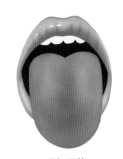

舌红无苔

糖尿病患者的日常饮食

患上糖尿病也不要害怕，要积极治疗，控制血糖。糖尿病的饮食调理技巧有哪些呢？

两餐之间吃少许升糖指数较低的水果

餐前、餐后吃水果均容易导致血糖升高，建议在两餐间吃少许水果，可以选择像猕猴桃、柚子、草莓、蓝莓等一些糖量较低、血糖生成指数较低的水果来补充维生素。不过，水果在餐后血糖控制在9.0mmol/L以下才可以吃。

进餐时多吃、先吃绿叶蔬菜

蔬菜富含维生素、矿物质和膳食纤维，膳食纤维对糖尿病患者尤为重要。吃饭时，糖尿病患者应当先吃蔬菜，最好吃绿叶蔬菜。

少吃粥和米粉类食物

对糖尿病患者来说，"喝粥如同喝糖水一般"。所以，糖尿病患者最好不要喝粥。米粉类也不太适合糖尿病患者，因为米粉和粥一样易被吸收，尽量少吃。

多吃鱼类

鱼肉的蛋白质含量高，能补充营养，增强抵抗力；不饱和脂肪酸含量高，有利于糖尿病并发心脑血管疾病的辅助治疗。

穴位按摩，缓解糖尿病者不适症状

人体有些穴位对于糖尿病患者非常有帮助。糖尿病患者要善于使用这些穴位来调理自己的身体，以免产生各种糖尿病并发症。

合谷穴——促进新陈代谢

合谷穴能够促进身体内水分的新陈代谢，有助于降血糖。

取穴方法：在拇指、食指合拢后肌肉的隆起处。

按揉方法：用拇指掐揉另一侧合谷穴，每次可掐揉5分钟，两侧交替进行。

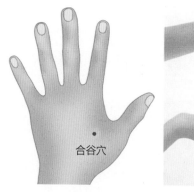

合谷穴

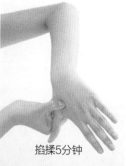

掐揉5分钟

足三里穴——人体强壮穴

足三里穴是人体的强壮要穴。糖尿病患者常按足三里穴，能够保护和强壮消化系统，从而使身体的免疫力提升。

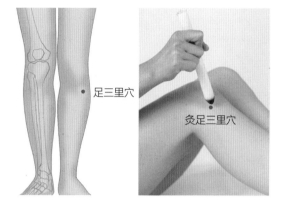

取穴方法：膝盖下缘外侧凹陷处直下3寸。

刺激方法：如果有条件的话，最好能够每日或者隔日对足三里穴进行艾灸。每次灸5~10分钟，直至感到灼热感。

中脘穴——人体"补中益气丸"

中脘穴相当于"补中益气丸"，能帮助人体将吃进去的食物转化为营养成分，从而滋养身体的五脏六腑。糖尿病患者经常刺激中脘穴，能强化脾胃功能，提升身体的免疫力。

取穴方法：肚脐正中直上4寸。

刺激方法：每天或者隔日坚持艾灸中脘穴。每次灸5~10分钟，直至感到灼热感。也可以每天用拇指指腹按揉5分钟。

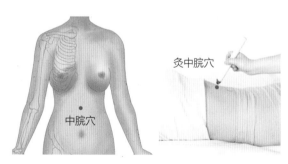

第六节　搞定胃痛，先看舌象做好分型

在人们的生活中，胃痛就和感冒一样常见。正因为见多不怪，很多人都不拿胃痛当回事儿，只有实在痛到难以忍受，才会去医院检查。然而，一旦胃出问

题，吃进去的食物就无法被有效转化，很容易导致气血不足。那么，我们的胃为何总是闹脾气，动不动就产生胃痛现象呢？

过度劳累，经常熬夜，经常吃外卖快餐，甚至三餐变成两餐，吃饭的时候狼吞虎咽，暴饮暴食等，这些行为都会严重伤害肠胃功能。现在各种冰品冷饮一年四季都有，有的人特别喜欢吃这些冰品冷饮，殊不知这也会对肠胃造成严重的伤害。所以，不良的生活习惯以及饮食习惯是产生胃痛的主要原因。另外，情绪上的焦虑也容易伤及胃部，引发胃痛。

胃痛的分类与舌象

胃痛可分为虚和实两大类型，而虚又分为阴虚型、阳虚型；实又分为气滞型和血瘀型两种。具体分类如下：

虚证胃痛

如果胃痛患者的舌上有明显裂纹，舌面少苔，或者没有舌苔，舌质偏红，多提示为胃阴虚型胃痛，这类患者一般体内气血、津液不足，虚火过旺。正是由于身体缺乏津液滋润，胃黏膜无法得到有效保护，所以饥饿状态下就会感觉胃痛。这类患者吃过辛辣、油炸烧烤等食物之后，往往就会开始胃痛。对于胃阴虚型胃痛的治疗方案重在养胃阴、滋阴清热。可将12克石斛、10克玉竹煎汤去渣取汁，和5个大枣、50克粳米一起煮粥服用。

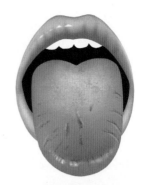

阴虚型胃病舌象：舌红少苔有裂纹

如果胃痛患者舌象表现为舌淡嫩或是淡胖，多提示为胃阳虚型胃痛，其表现为机体阳气不足、胃失温煦所出现的胃脘部冷痛、喜温喜按，并且保暖后以及食用温热食物之后疼痛可以缓解。对于胃阳虚型胃痛的治疗方案重在温中祛寒，可取干姜90克，香附120克，共研成细末，每次3克，早、晚各1次，以温水冲服。

实证胃痛

实证的胃痛患者多数由不良生活习惯导致，特别是暴饮暴食最容易导致各种实证胃痛。舌象表现为舌头偏红，舌苔黄腻。

实证胃痛分两种：气滞性胃痛和血瘀型胃痛。这两种类型还会互相影响，比如，一开始因胃部气滞造成腹胀、胃胀痛，而气滞久了便形成胃部血瘀，于是引起局部的刺痛感。

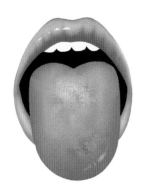

实证舌象：舌头偏红，
舌苔黄腻

胃痛养生方法

吃饭定时定量，七成饱

不要吃得太多，细嚼慢咽，一定不要狼吞虎咽，以免伤胃。暴饮暴食更是不可取。另外，胃痛患者一定不要吃各种刺激性食物，像各种过咸、过辣的食物，油炸、烧烤类食物等，生冷瓜果也要尽量少食。

不可熬夜

人在熟睡的过程中，身体各个脏腑器官都处在深度修复当中，所以要睡好觉，千万不要熬夜。尤其是胃痛患者更要注意休息好，让肠胃得到充分的休息。

多吃补脾益胃食品

如多吃山药，山药营养丰富，能够修复胃黏膜。另外，小米也非常养胃。

情绪上要平静放松，不要过度焦虑

过度焦虑会使胃部紧缩，引发胃部痉挛、胃痛等。如果情绪紧张，要学会自我调节，让自己放松下来。可以多听音乐，也可以练习阴瑜伽，阴瑜伽能让人放松下来，消除焦虑情绪。

每天坚持散步

走路是最省钱的养生方法，可以促进肠胃蠕动，增强肠胃功能，使胃部的功能得到修复。所以，建议胃痛患者每天坚持多散步。

养胃护胃的四大养生穴位

人体也有重要的养胃护胃穴位，经常按揉便可有效缓解胃痛。

内关穴、公孙穴——配伍治胃痛

内关穴在前臂掌侧，腕横纹上2寸的地方。公孙穴在足内侧缘，第1跖骨基底的前下方。内关穴和公孙穴都是八脉交会穴。中医常把上肢上的一个八脉交会穴和下肢上的一个八脉交会穴相配，每一对都有独特的治病功能。内关穴和公孙穴就是专治心、胸、胃等病症的一对。

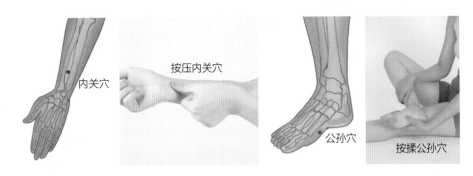

足三里穴——"肚腹三里留"

俗话说"肚腹三里留"，意思是肚腹部的病痛都可以找足三里穴。足三里穴非常有名，是调养脾胃的大穴，也是身体的重要强壮穴。足

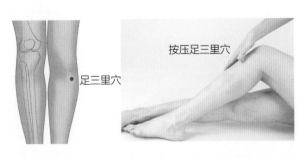

三里穴在外膝眼下3寸的位置。每天可按压足三里穴5~10分钟，长期坚持，效果更好。

中脘穴——胃之募穴

中脘穴是胃的募穴，为胃气的聚集之处。六腑的健康问题首选它们对应的募穴治疗，胃是六腑之一，所以养胃不能不用胃的募穴中脘穴，中脘穴在上腹部，肚脐上4寸。

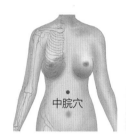
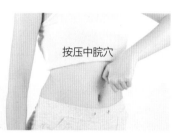

按压中脘穴

中脘穴

日常保养胃部，治疗胃痛，可以常常按摩以上4个养生穴位，也可以用艾灸（隔姜灸的效果更好）的方法常灸它们。

第七节　四种眩晕体质类型看舌象就能分清，对症调养更有效

眩晕也是生活当中极为常见的一种亚健康症状，很多疾病都会引起眩晕症状，像上呼吸道感染、颈部血液循环不良等，有时候还会伴随恶心呕吐、脚步不稳等症状。然而，人们大多觉得这只是身体虚弱的表现，并不是什么大病，没有引起足够的重视。其实，一旦发生眩晕现象，患者还是应当主动去医院检查，以便找出身体里隐藏的疾病隐患。

眩晕患者可分为4种类型

痰浊上蒙型，舌苔白色且厚腻

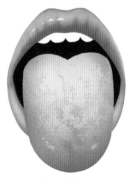

痰浊上蒙型的眩晕患者，往往感到头部昏昏沉沉的，胸闷，而且会觉得十分困倦，总是想睡觉，舌苔是白色的，而且非常厚腻，这主要是因为眩晕患者体内寒湿重。另外，这类人往往舌体胖大，由身体水分代谢异常所致。

痰浊上蒙型舌象

因为身体水分代谢异常，气血循环不通畅，血液无法滋养各个器官，从而引发痰浊上蒙型眩晕。

中医理论认为，脾为生痰之源，痰浊上蒙型的眩晕患者平时在饮食上要以清痰利湿、健脾胃为主，可多吃山药、茯苓以及各种蔬菜，少吃各种生冷瓜果、甜食以及各种肉类。

气血亏虚型，舌质淡白无华

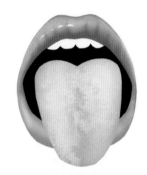

气血亏虚型的眩晕患者最为常见。从舌象上看，这类眩晕患者的舌质淡白无华，看起来没有血色，舌体瘦小，明显就是气血不足的症状。这是因为这类患者本身气血亏虚，使得身体的全身各个器官缺乏气血的濡养，所以舌质淡白无华。而且这类患者一般面色苍白、食欲不佳，稍一活动便感觉头晕眼花，这主要是因为气血无法滋养身体器官导致大脑供血不足。

气血亏虚型舌象

气血亏虚型眩晕患者，由于身体气血不足，应当吃一些营养丰富、容易消化的食物，像瘦肉、鸡蛋等，还要适当食用西洋参、党参、龙眼、当归等益气补血的食物。

肝阳上亢型，舌色偏红苔厚

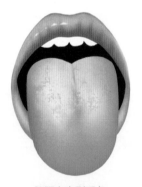

眩晕现象在肝阳上亢患者身上也极为多见。肝阳上亢患者极容易发生眩晕现象，还伴随脚步不稳、头顶胀痛、面色潮红等症状。这类人群很容易因为情绪激动，发生肝阳上亢，一般舌色特别红，舌苔比较厚，就是因为肝阳上亢型患者肝火旺盛，所以舌质偏红，舌苔黄腻。另外，肝阳上亢型眩晕患者一般多梦、口苦。

肝阳上亢型舌象

肝阳上亢型眩晕患者的饮食应当以蔬菜水果最为适宜，建议不抽烟、不喝酒，不要吃辛辣食物。经常食用百合玉竹粥，对肝阳上亢患者十分有帮助，可养心安神、滋阴润燥。

肝肾阴虚型，舌色偏红无苔

进入老年后很容易出现肝肾阴虚症状，所以肝肾阴虚引发的眩晕现象在老年人身上极为常见。这类眩晕患者的舌象，一般是舌头颜色偏红，有少量的舌苔或者没有舌苔。而且肝肾阴虚患者还会伴有耳鸣、失眠、多梦等各种症状。

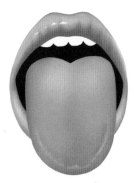

肝肾阴虚型舌象

肝肾阴虚型眩晕患者在饮食调养上要注意护肝养肾，像紫菜、木耳、枸杞子、核桃、桑葚都比较适宜，还可适当食用生地黄、熟地黄。熟地黄可大补肾阴，补血效果极佳；生地黄可凉血，养血。

按压穴道自我保养，降低眩晕复发频率

平时通过穴位按摩，也能达到自我保健，防止眩晕的效果。

容易眩晕的人平时可经常按压风池、太冲、阳陵泉等穴；年纪较大的人除了以上穴位外，还可时常按摩足三里穴。

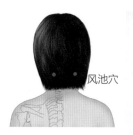

风池穴

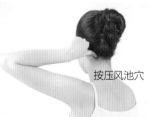

按压风池穴

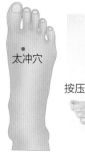

太冲穴

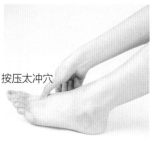

按压太冲穴

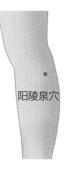

阳陵泉穴

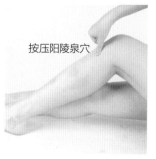

按压阳陵泉穴

当晕到想吐时，可以用手按压另一手手腕内侧的内关穴，手腕转动，症状能够很快得到缓解。

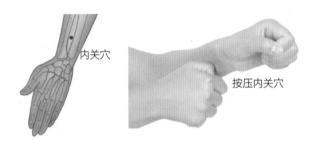

如果眩晕是由于过度紧张焦虑引起的，则建议按压手中指末节尖端中央的中冲穴，因为这个穴位有心包经通过，按压后对稳定情绪有很好的效果。

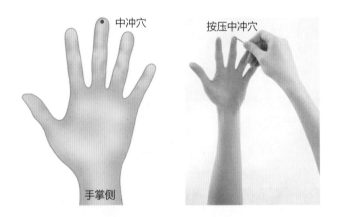

放松、滋阴、安神，缓解自律神经失调症状

眩晕患者平时要注意劳逸结合，懂得放松自己，一定不要过度劳累，尤其避免精神上过度焦虑。要经常做一些舒缓的伸展运动，像瑜伽、太极等。过度焦虑的眩晕患者每天可以听一些安神养心的音乐，养成散步的好习惯。每天早晚各散步一个小时，能有效缓解焦虑情绪，使心情愉快，而且还能使经络畅通，增加消化吸收功能。

眩晕患者要养成良好的作息习惯，早睡早起，每天尽量在晚上10：00左右睡觉，早上五六点起床，适当午休。

除此之外，眩晕患者还要多吃一些滋阴安神的食物，像莲子、百合、小米、酸枣仁等，尽量少吃过咸过辣的刺激性食物，不抽烟，不喝酒，少喝浓茶。

还有一些年龄较大的人发生眩晕的时候，非常容易摔倒。遇到眩晕情况时，患者应当停下正在做的事，最好能够找个地方坐下休息，以免摔倒。

第八节　四大痛风体质看舌象就知道，一定要赶快补救

痛风在我国的发病率一直居高不下，痛风属于一种极为常见的代谢性疾病，严重危害着人们的健康。那么，痛风到底有多痛？痛风患者在生活中要怎样调理呢？怎样根据舌象判断痛风类型呢？

痛风出现的位置

痛风一般出现在大脚趾、脚背、脚踝、脚跟、膝盖、腕部、手指、肘部。

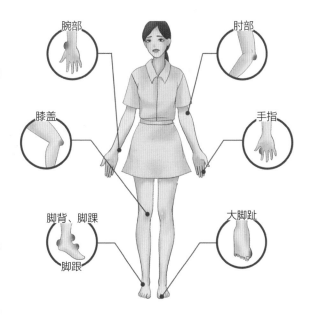

腕部　肘部
膝盖　手指
脚背、脚踝　大脚趾
脚跟

痛风疼痛的原因与程度

痛风之所以会痛，是由于尿酸盐的结晶掉到了关节腔里，对人体内的白细胞，产生了极强的诱发作用，使免疫反应启动，从而引发各种急性发炎现象，使关节出现红肿、热、痛等症状，这种疼痛程度是非常剧烈的，几乎类似于牙痛和女性分娩的疼痛，有时候会痛到感觉关节像被老虎钳夹住一样。更有甚者会痛到跛脚，没有办法踩地，更无法穿鞋。

中医理论认为，痛风属于中医的痹证，是因为经络痹阻、气血不通畅而导致的。由于身体受到风、寒、湿、热等这些外在因素的侵袭，加上有的患者本身体质虚弱、过度劳累、气血在体内运行不畅等这些内在因素，导致经络被风、湿、寒、热瘀堵而形成痹证，风寒湿痹如果经久不愈，就会遇到一起而化热。

根据舌象分辨痛风四大类型

每个人的体质存在着差异性，痛风发作的表现也是不同的，而且这种差异性也会体现在痛风患者的舌象上：

1. 风邪型痛风患者舌质淡白，疼痛发作的关节跑来跑去，没有固定。

2. 寒邪型痛风患者舌质偏紫色，疼痛程度剧烈。

3. 湿邪型痛风患者舌苔厚腻，如果是白腻苔，便是寒夹湿体质；如果是黄腻苔，则是湿热体质，疼痛程度极为剧烈。

4. 热邪型痛风患者会出现赤红舌，舌质偏红。痛风部位发炎红肿比较明显。

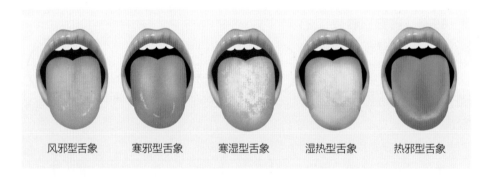

风邪型舌象　　　寒邪型舌象　　　寒湿型舌象　　　湿热型舌象　　　热邪型舌象

痛风的危险人群

当然并非所有的人都会患上痛风，但也有一些人群属于易感染痛风者，这些人群就属于痛风危险群。

痛风高危人群

1. 男性多于女性
2. 长期饮酒、酗酒者
3. 暴饮暴食者
4. 家族有痛风史者
5. 经常服用各种药物者
6. 肥胖者
7. 有肾病、高血压等新陈代谢系统疾病者

痛风患者日常调理

痛风患者平时在生活当中要如何调理呢？

痛风患者必须注意自己的体型

痛风患者要使自己的体重维持在健康状态。如果体重超标，痛风患者需要控制饮食，减少糖、油的摄入，主食量也应当适当减少，经常做一些运动，实现缓慢减重。随着体重的逐步下降，痛风患者的精神状态会明显好转。

痛风患者每天要多吃奶类以及各种蛋类，尽量不要吃猪肉、羊肉、牛肉、鱼肉以及海产品等高嘌呤含量的食物

如果有的痛风患者实在想吃肉，就将少量的猪瘦肉、鱼肉先煮熟，痛风患者只能吃肉不要喝汤。对于痛风患者而言，每天炒菜用油不要超过20克，盐应当在5克以内。要少食动物的肝肾、肉汁肉汤、牛肉等食物，限制豆制品、花生、菜花、芦笋、菠菜等食物的摄入。

多吃蔬菜水果

蔬菜水果有益健康，所以痛风患者每天要多吃蔬菜，多吃水果。蔬菜可以多吃圆白菜、胡萝卜、芹菜、莴笋、西红柿、土豆、白萝卜、茄子、西葫芦等。

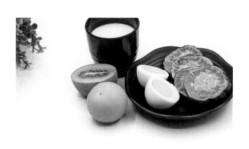

每天多吃奶蛋和蔬果

大量饮水

痛风患者每天至少要喝8～10杯水，也就是说，痛风患者每天要喝两升左右的水。

痛风患者要坚持适当运动，但应该避免剧烈运动

因为剧烈运动后，关节中沉寂的尿酸结晶会大量释放。痛风患者要从事一些关节负重比较少的运动，像骑自行车、游泳等都是适合痛风患者的运动。

第九节　注意口腔卫生，防舌癌、口腔癌

舌象不仅能反映全身的健康状况，还能够直接反映口腔的健康状况。如果舌象出现以下状态，要警惕舌癌、口腔癌的发生。

做不好口腔卫生，易出现黑苔

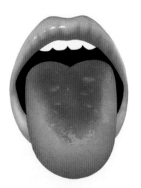

舌头上如果出现黑苔，大多情况是因为口腔卫生没有做好，使大量细菌在舌头上繁殖。不过，有些人喜欢喝咖啡，喝红茶，却没有定时漱口，会导致舌面出现黑苔。无论如何，口腔卫生是非常重要的。肮脏的房屋内容易生长各种毒虫，同样，不洁的口腔内也会滋生各种细菌，危害人体健康。

黑苔舌

自测自己是否有舌癌风险

正常情况下，早期舌癌是很容易治愈的。一旦错过了黄金治疗期，要想治愈相当困难。所以，如果你一旦发现舌头不适，应主动就医。另外，我们平时要多注意舌头和口腔的一些症状，发现舌癌的蛛丝马迹。

可能患舌癌的症状一：舌头溃疡、麻木、有硬块，甚至出血

舌癌的一般表现为舌头溃疡，有时会有硬块，或者舌头持续麻木，甚至出现出血现象。一旦出现了这种症状，患者应当主动去医院检查，对舌癌进行筛查，切不可掉以轻心，以致延误病情。

可能患舌癌的症状二：唾液量增加，鼻涕中有血丝

早期的舌癌患者最容易出现的症状就是觉得唾液突然增多了。当然，唾液增多并不是什么奇怪的现象，所以，人们也就见怪不怪了。早期舌癌患者的鼻涕中会出现血丝，人们也不重视，觉得这可能是发烧或感冒引起的。

可能患舌癌的症状三：喉咙痒痛，吃饭费劲，牙齿松动

很多时候舌癌患者会出现的症状就是喉咙痒痛，特别是吞咽食物的时候，嗓子非常疼。还有就是牙齿松动现象，这种现象和上火的症状极为相似，很多人会当成上火来治疗，不会和舌癌联系起来，以至于延误病情。

可能患舌癌的症状四：口齿不清，略有口吃现象

有些时候患者甚至会发生口吃现象。如果发生这些现象，可能说明舌癌已经发展到中期了，必须引起重视。

可能患舌癌的症状五：舌苔大部分溃烂，口腔溃疡特别多

舌癌发展到晚期，舌苔会大面积溃烂，而且还会出现严重的口腔溃疡现象，患者苦不堪言，非常痛苦。所以，如果人们能经常观察自己的舌象，发现各种异常情况，并主动去医院检查，积极进行治疗，便可免除许多痛苦。一旦发展到中晚期，舌癌是很难治疗的。

做好舌癌、口腔癌的防护工作

现在很多人谈癌色变，癌症固然可怕，但许多癌症都是可以预防的。像舌癌、口腔癌这种癌症并不多见，但是人们也要及早预防，做到防患于未然。

一定要经常进行防癌普查

对于癌症要做到早发现，早诊断，早治疗，切不可过度忽视身体的状况而使病情恶化，特别是当舌头出现了各种不正常的现象，像糜烂、裂纹、溃疡等现象，更要特别警惕，尽早到医院去做检查，及时发现各种身体隐患，对症处理。

舌癌、口腔癌和口腔卫生有着非常大的关系

一定要注意做好口腔卫生，养成早晚刷牙的好习惯。如果口腔里面有一些牙齿断掉了，一定要拔除牙的残余部分。如果你戴有假牙，也要注意不合适的假牙会对身体造成伤害，必须拔除。

养成清洁舌苔的好习惯

舌苔是老废的物质，所以平时刷牙时也要刷一下舌面，定期清洁舌苔，使舌面保持干净清洁，使细菌无藏身之地。

总之，为了有效预防舌癌、口腔癌，平时大家在生活中必须养成良好的口腔清洁习惯，节制烟酒，饮食清淡，作息规律。除此之外，还要检查自己的口腔情况，经常观察自己的舌象，努力做好舌癌的预防工作。